未知なる人体への旅

自然界と体の
不思議な関係

THE UNSEEN BODY
A Doctor's Journey
Through the Hidden Wonders of
Human Anatomy

Jonathan Reisman, M.D.

ジョナサン・ライスマン
羽田詩津子＝訳

NHK出版

未知なる人体への旅

自然界と体の不思議な関係

THE UNSEEN BODY

A Doctor's Journey Through the Hidden Wonders of Human Anatomy

Published by agreement with Folio Literary Management, LLC
and Tuttle-Mori Agency, Inc., Tokyo

カイとシエラに
ふたりがあちこちを歩き回り、探検し、
あらゆるものに魅了されますように

ブックデザイン
アルビレオ

カバー作品
荒神明香

CONTENTS

＊本文中の〔 〕は訳注を表す。

はじめに――奥深い人体をめぐる旅

わたしがはじめて人体の内側を見たのは、医科大学の解剖実習室で過ごした初日に遺体を解剖したとき〔日本の大学の医学部教育における解剖実習では献体された遺体でおこなわれる〕だった。その日、同級生とわたしは遺体の筋肉までしか到達できなかったが、腕を動かしたり脊柱《せきちゅう》を曲げたりする仕組みを目の当たりにし、人体の内部の魅惑的な光景に心を奪われた。体内を見ることは、生命の舞台裏をのぞくようなものだ。初日の解剖が終わらないうちに、自分が死んだら、この医科大学の解剖学の授業のために献体しよう、と決意していた。

それから何か月もかけて人体の奥深くへと分け入っていき、臓器をひとつひとつ調べていった。臓器は、わたしたちを健康に保つために毎日活躍してくれる人体の隠れた働き者たちだ。肝臓、胃、腸、肺、心臓、腎臓――どれもが、わたしが探検している新世界の個性的な住人で、人体を維持していくために、それぞれ特別な役目を担っている。人体は舞台で、臓器は主要な役者たちなのだ。

全体として、人体の形は複雑だ。球根のようにふくらんだ頭、四本のほぼ円筒形の腕と脚、こみいった形状のあちこち出っ張った骨。じつのところ、人体には外側と内側というふたつの側面がある。外界との接触は皮膚の表面から始まり、そこには外見や会話、空気、自然、他者といった日常生活のすべてが含まれている。大半の人々は、もっぱら外側の世界だけに注目して人生を過ごしているが、医学教育は人体の内側でのことを中心に据えておこなわれる。ほとんどの人は、なんらかの症状に気づき、内部で起きている恐ろしい未知のできごとに恐怖をかきたてられるまで、人体の内側のことを無視しているものだ。臓器は手術室で、あるいはひどい外傷を負って、ちらっと外の光を見るだけだが、臓器こそが人体で生物学的な活動をしているのだ。

人体の臓器すべてについて、わたしは構造と機能の詳細を暗記し、ゴムのような保存標本を作り、顕微鏡をのぞいて細胞構造を調べた。ある臓器の機能を理解し、骨の折れる多肢選択式テストのために詳細を繰り返し記憶すると、また次の臓器について同じことをした。医科大学はまさに臓器との出合いにほかならず、気がつくと、わたしはすべての臓器と恋に落ちていた。

自然界と人体の探検

それまで医師になりたいと思ったことは一度もなかった。人体の探検者になるまえは、もっぱら自然界を探検することに情熱を注いでいた。奇妙なことに、マンハッタンのど真ん中にある大学で数学を学んでいるときに、自然に対する興味に火がついた。息苦しいほどの都会の環境と、数学の抽象的で不自然なほどの完璧さのせいで、セントラル・パークで開かれた野生の食用植物のガイド付きツアーに申しこむ気になったのだ。ある夏の日、そびえる高層ビルを遠目に見ながら、わたしはセントラル・パークの森や野原を歩き回った。ツンとした辛い味がする〝貧乏人の唐辛子〟と呼ばれる植物を発見し、おいしいワイルドラズベリーも両手一杯摘《つ》んだ。人体の栄養になるものをじかに自然から手に入れるという考えに、おおいに好奇心をかきたてられ、数種類の植物を見分けることを学び、新しい世界に目を向けるようになった。

その最初の経験以降、森で遭遇するあらゆる植物、動物、キノコのうち、とりわけ食べられるものの見分け方を学ぶようになった。大地からの恵みで生きていくことに、すっかり魅了されていたのだ。食べ物ばかりか、日常で必要な品を作るための材料を自然から手に入れる方法、たとえば柳の枝をどんなふうに編めばバスケットになるのか、動物の皮でどうやって衣服を作るのかについて、本を読みあさった。たちまち、わたしの寮の部屋のあちこちに、かんな屑《くず》や作りかけの品物がころがるようになった。やがて、世界を旅してさまざまな文化を知ると、それらが固有の自然環境とどう関連しているかを学びたい、と熱望するようになる。

大学を卒業し、機会を得てロシアで暮らしているあいだに、ますます旅行熱は募っていった。異なる文化を経験し、その世界観を理解することで自然界とそこで暮らしている人々に対する理解が深まった。数年間、各地を移動する暮らしを送り、そのまま放浪者《ノマド》のライフスタイルを維持するためにサマーキャンプで臨時の仕事をしたり、助成金を得て極東ロシアで先住民を研究したりした。ただ、自分の人生をどうしたいのかは、まだはっきりとした確信が持てずにいた。職人になるとか、人類生態学で学位を取るとか、荒野に居をかまえるとか、そんなことを漠然と考えるだけだった。

最終的に、医師になるのが自分の三つの情熱を結びつけるために最良の方法だ、という結論にたどり着いた。三つの情熱とは、解析的な問題解決、手を使った仕事、世界を探検しつづけること。しかも、地球の遠く離れた地域で出会った人々に医療的な助けを与えられるのだ。そこで医科大学で学びはじめ、解剖実習をおこなうと、人体の探検は外界の探検にそっくりだということを発見した。臓器についての学びは、自然界の生物についての学びと共通点が多い。どの臓器も、個性的な外見と特別な行動様式を持つ異なる生き物であり、それぞれが人体内部の固有の場所、特別な生息環境に潜んでいるとわかったのだ。

キノコ採取者と医師の共通点

ニュージャージー州のロバート・ウッド・ジョンソン医科大学に入学すると、思いがけず、自然を観察するためのスキルが、医師になるためにもおおいに役立つことを知った。医科大学の駐車場裏に手入れをされていない小さな林があり、あるとき林の奥に何があるのか好奇心をかきたてられた。ツタウルシや一面に生えているほかの雑草をかきわけて進んでいくと、野生のキノコの群生に出合った。

最初のうち、キノコは風で吹き飛ばされてきた、ただのゴミにしか見えなかった。しかし、もっと近づいていくと、目にしているものは生きていることがわかった。クリームがかった淡いオレンジ色のキノコで、湿った日陰の地面にかすかにうつむいて生えている。わたしのキノコの識別スキルはまだ初歩的だったので、それが薬効のあるものなのか、幻覚を引き起こすものなのか、さもなければ毒物学の授業で言及された毒キノコで、ふた口食べただけで重篤《じゅうとく》な肝不全にいたるものなのか判別できなかった。もしかしたら、食べられるかもしれないと考え、キノコを発見した翌日、野外観察図鑑を買って、その正体を突き止めた。こうして、医科大学のカリキュラムと並行して、わたしは食用キノコの世界にのめりこんでいった。

　わたしが心がけたのは、頭に情報を詰めこむことだった。ほとんど毎日、解剖実習室で人体を探索したのち、メスをバスケットに持ち替え、駐車場の裏手にある林のさらに奥まで足を踏み入れたり、ほかの有望そうな場所をさまよい歩いたりして、木片の山やじめじめした郊外の芝生に目を凝《こ》らし、キノコを探した。やがて、わたしは熟練したキノコの採取者として、鋭い直感と博学な知識を身につけるようになった。直感と知識は崇拝する先輩医師たちが医療従事者として備えている素養でもあった。おかげで、どのキノコが食べられ、どれが毒かを判断するのと同様に、どの患者に緊急の治療が必要か、どの患者が退院できるぐらい健康になったか、という生死にかかわる決断まで確信をもって下すことができるようになった。キノコに精通するまではそうした決断を安らかな気持ちで下したことも、自信が不安を上回ることもなかったと思う。

　キノコと疾患、両方の正体を突き止めるための経験を積むうちに、キノコの観察と同様、医学・臨床で出合う問題は、どちらもいわば〝診断パズル〟だと気がついた。診断とは、じつのところ「何かとのちがいを知る」あるいは「区別する」という意味で、これは医師とキノコ採取者両方にとっての務めだ。野原でも病院でも、診断パズルを前にすると、似ているものを区別する微妙なヒントを手がかりにじっくり観察して頭を働かせた。キノコを正確に判断するのに必要な色や形の微妙なちがいに気づくには、すぐれた観察スキルが不可欠だ。たとえば目で見るよりも先に香りでわかると言われている黒ラッパタケが近くに生えていることは、林の中の甘美な香りをとらえればわかる。医療・臨床現場でも、診断をくだす際に注意深い観察は必須で、たとえば発熱した子供の鼻孔《びこう》が呼吸に合わせて広がるなら、それはただのウイルス性感冒ではなく、肺の奥の感染症である可能性が高いと推察できた。

どちらの分野でも、観察は先へ先へとわたしを進ませてくれた。自然界ばかりか人体を本当に理解するためには、生態学を理解しなくてはならない。自然界における生態学は、個々の種と種の関係を、さらにその種が土地や気候とどう関連しているかを研究することだ。熟練したキノコ採取者は地域、気候、季節、最近の降雨パターン、頭上の木と足下の腐葉層の状態によって、どのキノコが生えているかを予想する。同じように医師は、病気には季節と地理の生態学的背景があることを知っている。夏の特定の地域ではライム病を想定するし、冬にはインフルエンザ、一酸化炭素中毒を推定する。キノコ採取と同じように、それらの病気を診断するために、どんな手がかりを見つければいいかがわかっているからだ。深い知識と鋭い観察という組み合わせが、キノコと病気のどちらを「診断」するときにも用いられることを知り、わたしは先輩医師のスキルを尊敬するようになった。彼らはキノコ採取における熟練者と同じように、教科書からは学べないことの宝庫だった。

人体の生態学

医科大学三年生で大学の教室から出て病院での実習が始まると、つまり定期テストでよく出される多肢選択式問題ではなく、生きている患者を相手にするようになると、人間を生かし、人間を人間という存在たらしめるために、人体のさまざまな要素が共働していることをようやく完全に理解できた。ローテーション〔医学生または研修医として実習・研修で各診療科を回ること〕で手術に立ち会い、ふたたび人体の内部を見ることになったが、今回の人体は生きていた。交通事故にあった青年は、破裂した脾臓《ひぞう》をただちに除去する必要があり、わたしは急いで手をブラシで洗って手術に備えた。滅菌ガウン、キャップ、手袋、目以外をすっぽりおおうマスクをつけて手術台のかたわらに立ち、わたしが解剖実習でしたように、外科医が患者の腹部にメスを入れるのを眺めた。

遺体とはちがって、その傷からは血が流れ出した。血の流れは患者の心臓が拍動し、肺が呼吸し、血圧が安定していることの証拠だ。腹部を切開するのを手伝っていると、生きている肉体は手袋をはめた手の中で温かく感じられた。すなわち、患者の甲状腺と副腎から、体を温める分泌物が放出されているということだ。さらに青年の活発な腸はミミズのようにうごめいていた。まるで草の生えた大地を切り裂き、芝土をかきわけ、活気ある生物が暮らす豊かな土壌をあらわにしようとしているかのようだった。青年の生気あふれる腸は栄養が適切で、電解質のバランスがとれ、腎臓と肝臓の機能が正常であることを示していた。

生きた患者の体を開き、活動している臓器を目で見て、手でふれることで、ホルマリン液で保存された遺体の組織からはけっして伝わってこないことがはっきりわかった。わたしたちの臓器すべてが、相互依存という関係の中で密接にからみあっているということだ。解剖台の遺体は、生きている臓器が互いにどう機能するのかは教えてくれなかった。剥製《はくせい》標本や押し花にした木の葉が、同じ生息地のさまざまな種について詳しいことをほとんど語らないのと同じように。生きている患者の場合、わたしが観察することすべてが、離れた臓器が協力しあっていることを示していた。別々に学んできた〝臓器〟が、ついにひとつの〝生命体〟に統合されたのだった。

生態系におけるどの種も、それぞれの生態的地位に完璧に適応しているのと同じように、人体のどの部分も、人体のバランスを保つために特別な役割を演じている――それは恒常性《ホメオスタシス》〔動物が血液量、血液成分、体温などの安定を保とうとする恒常性を言う〕と呼ばれるものだ。さらに人体の生態学とは、各部位から少し距離をとって全体像を眺め、全体の相互関連性を理解することだ。病院実習を通して、医師に、とりわけ総合診療医になるには、人体の各部位について深い知識を持つだけではなく、人体全体を、さらにはその体に住んでいる人間そのものを見なければならないと悟った。

内側の隠れた世界

本書は旅の物語だ。人体の驚異と病気を発見するわたしの旅は、解剖実習で遺体の内側を見ることから始まった。それは、自分自身の体の内側を、さらにはわたしが出会ったり治療したりしたすべての人々の体の内側を間接的にのぞくことを意味していた。その旅は、医科大学を経て研修医になっても続いた。マサチューセッツ総合病院で内科と小児科の研修をしたとき、わたしが診断したすべての患者は、人体の内部を理解するためにおおいに役立ってくれた。

研修を終え、医師として働きはじめると、わたしのキャリアは珍しい道をたどった。有名な大学病院で働いたり専門医になったりはせず、世界の辺境の地や独特の文化がある地域で医師として働くようになったのだ。ネパールの高地の診療所からアラスカ北極圏のER（緊急救命室）にいたるまで、さまざまな土地で医療活動をおこなうことによって、わたしは人体に対して新たな文化的視点を持つことができ、体への理解をより深め、医師としてさらに多くの知識を得ることができた。

本書では臓器についてと、そうした臓器が人体をどのように構成しているかについて述べている。各章でひとつの臓器または体液について取り上げ、医師の視点からだけではなく、見知らぬ国を歩き回り、新しい風景や住人たちの奇妙な風習を経験した探検者の視点からも語っている。医科大学では人体が個々の臓器に分けられることを教わったが、人生では、人体はそうした臓器の集合体以上のものだと学んだ。

わたしたちの内側に存在する隠れた世界は、自然界に劣らず注目に値し、魅力にあふれている。人体の物語も、人体が送る人生の物語も、人体と自然界の両方に結びついているからだ。

第1章 喉——体が〝生から抜け出る道〟

医科大学ではじめて人体の解剖実習をしたとき、ある器官はとりわけ馬鹿げた構造をしているように思えた。それは喉《のど》だ。喉は食べ物を飲みこむとともに空気を吸う場所で、口から食べ物と空気が入ったあとで、それぞれの管、つまり食道と気管に分かれる。喉の中では、飲みこんだ食べ物が通る食道の入口が、吸いこんだ空気が入る気管のすぐうしろ側にある。ちょうど二本のストローが前後に並んでいるようなものだ。そのふたつを隔てるのは、わずか数ミリの組織だけだ。医学の教科書には喉、あるいは咽頭《いんとう》の細部の図が描かれている。その部分はきわめて重要な交差点で、ひと口飲みこむたびに、食べ物や飲み物は気管の入口にあわやすべりこみそうになりながらも、猛スピードで通りすぎて食道の入口をめざす。わずかな失敗でも、むせて窒息し、死にいたりかねない。

喉の危険な構造は、人体のほかの部位におけるすばらしいデザインとは対照的だった。たとえば人間の手と前腕は骨、筋肉、腱《けん》からなる見事な構造で、道具をつかんだり、ジャズピアノを弾いたりする傑出した能力を備えている。そして、同じように心臓と肺は優雅に完璧にシンクロして、体の遠い隅々にまでくまなく酸素を運ぶ。解剖学的な仕組みというのはきわめて聡明で、人間に有利に働き、生き残れるように後押ししているように思える。だが、喉はちがう。解剖学の教授が人間の咽頭の「馬鹿げた」配置について冗談を飛ばしたとき、わたしは同級生たちといっしょに笑ったものだ。

しかし、のちにホスピタリスト〔おもに入院患者を受け持つ医師〕として働いていたとき、仕事の大半は、この欠陥のある喉の構造から生じる問題との闘いだった。しかも、笑い話ではすまなかった。わたしは頻繁に誤嚥《ごえん》に苦しむ衰弱した高齢患者を治療した。誤嚥というのは、食べ物が気管に入ってしまうことだ。食べ物の大きな塊《かたまり》が詰まって、突然、気管から空気を吸いこめなくなる状態もあるが、わたしの患者の大半はごくわずかな食べ物、飲み物、唾液を何度も誤嚥していた。いきなり窒息するのではなく、このプロセスは何週間、何か月もかけてゆっくりと繰り返し起きるので、患者側も医療従事者側も気づきにくい。喉が食べ物と空気を分けることに失敗すると呼吸困難になり、しばしば入院して、わたしの受け持ち患者となった。そして、喉のやっかいな解剖学的構造にますます困惑させられた。しかし、ある年配の患者スザンヌと出会ったことで、喉についてのわたしの考えは永遠に変わることになった。

飲みこみの複雑な仕組み

スザンヌは八十二歳で、ボストン郊外に住んでいた。ずっと裁縫で生計を立ててきて、七十代後半になって体が弱ってくるまで仕事を続けていた。スザンヌは自立した生活ができなくなることに抗い、娘のデブラが老人ホームに入れようとすると拒絶した。スザンヌの肉体的衰えは進み、何度か転倒したが、幸いにも骨折はまぬがれた。デブラは訪問看護師を雇い、自宅で母親の面倒を見てもらっていたが、まもなく認知機能も衰えてスザンヌは過去の記憶を失い、意味のある文章を作れなくなった。自宅での介護が困難になり、経済的にも余裕がなくなると、もはや老人ホームに入るしか選択肢はなかった。

老人ホームに入所して一か月後、わたしはスザンヌを診断した。中度の肺炎で入院したのだ。抗生剤の投与によって数日で回復したので退院させ、老人ホームに帰した。

しかし、数週間後、二度目の（さらに重度の）肺炎になって入院した。病棟のベッドがあくのを待っているスザンヌをERに訪ねると、手首の拘束具をはずそうと、弱々しい試みをしているところだった。酸素マスクを取ってしまうのを防ぐために、パッド付きの拘束具を装着されていた。相変わらず大きな笑みを浮かべ、灰色のふわふわした髪をしていたが、最初の入院のときに比べてぐっとやせて、栄養状態が悪くなっているようだ。こめかみが落ちくぼんで顔がやつれ、息をするたびに、浮きだした肋骨《ろっこつ》が苦しそうに持ち上がった。

「しばらくぶりですね、ライスマンです。ぼくに会えなくて寂しかった？」。わたしはジョークを飛ばした。彼女は何かよくわからないことをつぶやいた。送りこまれている酸素がシュウシュウ音を立てているし、喉に痰《たん》がからんでいるのでほぼ聞きとれない。このあいだ退院したときに比べ、ぼんやりしているように見えた。すでに認知症になっていた精神がまたもや肺炎のせいで混乱し、見当識障害を起こしているようだった。聴診器で肺の音を聞くと、どろっとしたお粥《かゆ》の中を通過していく泡のような音がした。

誤嚥の治療をしてきた多くの患者と同じく、スザンヌの最初の症状は、食事のときに咳《せ》きこむことだった。見当識障害と認知症はじょじょに進行していたものの、いったん咳きこみが始まると体重が落ちていき、肉体的および精神的な衰弱に拍車がかかった。三週間前に肺炎で入院していたとき、食事中に誤嚥することに気づいた――それが咳きこむ理由だった。

スザンヌの問題の本質は、飲みこみの仕組みにあった。誰の喉でも毎日何百回も何気なくおこなわれている行為だが、飲みこむことは簡単な技ではない。食べ物と飲み物が気管の入口を安全に通過するには、舌、口蓋《こうがい》、咽頭、顎《あご》を収縮させ、よじれさせる神経と筋肉の複雑なオーケストラが必要とされる。飲みこむときに食べ物が気管に近づいていき、あわや窒息しかけると、数種類の筋肉が気管の先端部分である喉頭《こうとう》を引き上げるために協力しあう。このタイムリーな動きは、喉ぼとけがぐいと上に動くので外側からでも見える。喉頭蓋《がい》にぴたりと押しつけて蓋《ふた》をするのだ。喉頭蓋はマンホールの蓋のように喉頭を完全にふさぐことのできる組織弁だ。それで食べ物と飲み物は無事に気管をよけて先に進み、食道に入っていく。邪魔者がいなくなると、喉頭はまた下がり、首のなかばぐらいの位置に落ち着く。

飲みこむことには、五つの別々の脳神経と二十以上もの異なる筋肉の協力が必要だ。このように複雑な仕組みになっているのは、本質的に危険な喉の構造を補おうとするためだ。しかし、それは深刻な問題に対する不器用で複雑すぎる解決策でしかなく、それゆえに失敗しがちだ。とりわけ、食べながらしゃべっているときは失敗しやすい。食道と気管を同時に開いておこうとするからだ。毎年、多くの人間が窒息死しているのも不思議ではない。

なによりも喉の危険を高めるのは、世界でもっとも一般的な肺炎の原因菌が、人間の喉の奥、気管の開口部のすぐ上にすんでいることだ。人間の生涯の大半をそこで暮らしながら、折りあらば肺にすべりこもうとするこうした細菌は、気管の防御がゆるむ瞬間を待ちかまえている。健康な人々にとって、この状況はさほど危険ではない。感染力のあるこうした侵入者たちは、入口でただちに食いとめられるからだ。しかし、スザンヌの場合、認知症の影響で体の防御力が落ち、衰弱が進行して喉の筋肉が弱り、神経細胞の減少によって飲みこみの調整がうまくいかなくなっている。咽頭反射〔空気以外のものが気管に向かいかけると喉が反射的に拒否すること〕ですら、弱くなり鈍っていた。

スザンヌが二度目に入院したのは、誤嚥した少量の食べ物と唾液が、喉からの細菌を肺に運んでしまったせいで細菌が肺で繁殖し、またも「誤嚥性肺炎」を引き起こしたからだ。こうした状態はスザンヌのような認知症の患者では非常によくあることで、脳卒中やパーキンソン病などほかの神経変性疾患の患者にもよく見られる。患者が発作や薬物やアルコールによる人事不省状態で誤嚥したときも、同じ感染症が引き起こされる例を見てきた。

毎日の回診のたびに、スザンヌを診察した。入院患者全員を次々に診察することになっている早朝、わたしはスザンヌのやせた背中に聴診器をあてると肺の音に耳を澄ませ、精神状態を観察した。彼女がまた誤嚥する可能性は高く、またも肺炎になり、緊急に気管挿管をする必要が生じかねないことは予想がついた。あるいは、あっというまに窒息して、命を落とすかもしれない。喉の奇妙な構造のせいで、わたしの患者は綱渡り的な状況にあり、さらに衰弱する危険があった。

喉というのは不合理な、きわめて愚かしいデザインに思えた。

その後三日間で、スザンヌの呼吸は抗生剤で改善し、酸素投与を止めることができた。毎朝、呼吸音が改善されていき、精神状態も以前の状態に戻ったのがわかった。まだ混乱していて意思の伝達はできなかったが、以前よりも少し活気を取り戻し、機敏になっていた。言語聴覚士のチームと共同して、誤嚥の危険を減らすことにした。まず、防御役の喉頭蓋を簡単にすりぬけてしまう、水やジュースのような薄い液体を与えることを避けた。そして、彼女のぎこちない喉がもっと楽に正しい道、つまり食道に送りこめる粘度の高いものを選ぶことにした。

ある日、回診を終えたあとに母親のベッドわきでデブラとおしゃべりをしていたとき、病院の看護助手が、オートミールと液体にとろみをつけた嚥下《えんげ》食をゆっくりとスプーンでスザンヌに食べさせていた。これまで多くの誤嚥患者の家族にしてきたように、誤嚥のリスクは完全になくなったわけではない、とわたしは説明した。喉を通さずに、皮膚から恒久的に挿入したチューブから胃に栄養を送ること（胃ろう）もできる、と言った。しかし、チューブを通して胃に運ばれても、食べ物が食道に逆流して肺にたどり着き、窒息あるいは肺炎の原因になる可能性は残る。

胃ろうに限らず、母はいかなるチューブにも頼りたくないだろう、とデブラは断言した。母親の事前指示書で、そのことがはっきりと述べられていた。十分な知的能力を備えていたときに、スザンヌは法的書類を作成していたのだった。母親の知性とともにＱＯＬ（クオリティ・オブ・ライフ）が低下していくのを目のあたりにしてきて、侵襲の大きい医療的介入はしてほしくないという希望をかなえたい、とデブラはきっぱりと確信を持って言った。

「母は見たこともないほど強い人間でした」。デブラの声は、とうに消えてしまった母親のかつての姿を思い出したせいか、かすれていた。「つねに母は、わたしたち子供に自分が望むこと、望まないことを正確に伝えました」

デブラとわたしが話し合っているあいだ、看護助手はひと口ごとにじっくり時間をかけて、スザンヌに食べさせていた。スザンヌは頰《ほお》の内側に食べ物をためこんでしまう癖があり、それが誤嚥の危険をより大きくした。熱が下がったので食欲は改善したが、食べながら、しばしば咳きこんでいた――咳をするたびに、今も続く危険について思わずにいられなかった。

誤嚥への対抗

咳は、やっかいな誤嚥に対抗するための人体の重要なメカニズムのひとつだ。本来あるべきではない不要なものを人体から勢いよく排出しようと、咳は肺のため、くしゃみは鼻のため、嘔吐《おうと》は消化管のためにおこなわれる。咳は幼児でもできる反射作用で、異質な物体が敏感な気管や肺の通路にふれると起こるように、あらかじめ人体にプログラムされている。

それでも、一生のあいだには誰もが誤嚥するだろう。咳は、避けがたい誤嚥に対抗しようとする人体の努力なのだ。健康な人にとって、咳は非常に効果がある。食べ物か飲み物がまちがって気管に入ると、咳の発作によって侵入してきた物質は肺からすぐに排出され、たいていの場合、肺炎を起こすリスクはなくなる。気管に残る誤嚥された物質の残滓《ざんし》は「粘液繊毛《せんもう》クリアランス」と呼ばれる肺の自浄メカニズムによって、ゆっくりと上に押し出されていく。これもまた、人体が喉の構造の埋め合わせをしなくてはならない一例だ。

効果的な咳をするにはある程度の力が必要だが、スザンヌにはもはやその力はなかった。彼女の弱々しい咳は音も響きも小さく、実際に粘液を動かすほどの激しさはなかった。咳は胸と腹部の筋肉がぎゅっと収縮して起きるが、そのあいだ喉頭の声帯はぴたっと閉じて空気の流出を防いでいる。それによって胸の内側の圧力が高くなる。声帯がいきなり開くと圧力が開放され、異物を押し出す。しかし、スザンヌにはその力を利用することができなかった。彼女の肉体の防御機能はすっかり衰えていた。

スザンヌが入院して四日目、回診が終わりかけたときに、わたしのポケベルが鳴った。至急来てほしいという看護師からの連絡だった。スザンヌの病室に着くと、息ができずに苦しんでいて、看護師がつけた酸素マスクから酸素を吸おうとして首と胸の筋肉が緊張している。スザンヌは朝食のときに誤嚥していた。恐れてはいたが、ずっと予期していたできごとだった。娘のデブラは涙を浮かべて枕元に立ち、血管の浮き出た母親のやせた手とごわごわした髪をなでている。

スザンヌの隣でモニターが警告音を発し、その点滅するディスプレイは、血中酸素飽和度のかなりの低下を示した。看護師に手伝ってもらってスザンヌを前かがみにすると、わたしは肺の音を聞いた。この数日、少しずつ改善していたのが一転、またもや呼吸音は泡立った粥のようにゴボゴボという音になっている。わたしはカテーテルで喉から朝食の残《ざん》骸《がい》を吸い出し、さらに誤嚥するのを防いだ。マスクで純酸素を吸っていても血中酸素飽和度が上がらないスザンヌのような患者の場合、次に打つ手は挿管だろう。喉から気管までチューブを通し、人工呼吸器をつけるのだ。

デブラのほうを向くと、このあいだしたばかりのチューブについての相談を急いで繰り返した。病院の挿管チームに連絡して、ICU（集中治療室）に彼女を運ぶか、あるいは苦しみを取り除くことだけに集中して、そうした積極的治療は避けるか。

「母は機械につながれて生かされることは望まないと思います」。デブラは迷いなく答えた。

わたしは窒息のパニックを取り除くために、看護師に投薬を指示した。ある程度心地よく過ごすことは、スザンヌが明確に希望した治療方針に含まれていた。看護師は部屋を出ていき、薬を持って戻ってきた。注射器に入った数ミリリットルの透明な液体を点滴でスザンヌの腕に注入した。二、三分もすると、彼女の目に浮かんだ恐怖はやわらいだ。乱れた呼吸パターンはわずかにゆっくりになったものの、なだらかにはならなかった。

自分自身を表現する器官

医師として、わたしは病気と死を相手に、絶え間なく闘うように訓練されてきた。誤嚥も含めた人体の不手際と永遠に闘うように。しかし、患者によっては、優先順位を変えるときがやってくる。そうした決断はむずかしく、医療サービス提供者と協議のうえ、患者と家族のあいだだけでつねにひそかに下される。

肉体の衰えはさまざまな形で現れるので、医療的介入を受け入れるか控えるかという選択は、どの患者にとってもむずかしい。スザンヌの場合、認知症によって自分の弱っている肉体を認識する力が衰えていたし、何年も前に、そういう状態では長く生きたくないという決断をしていた。かたや、どんな犠牲を払っても寿命を延ばすことに価値を置く患者もいる。とりわけ、認知機能がそこなわれていない場合はそうだ。たとえば、家族ぐるみで付き合いのある友人が筋萎縮性側索硬化症（ALS）を患っていた。ALSは筋力がしだいに衰えていき、最後には完全に麻痺《まひ》する神経学的疾患だ。しかし、知性が失われることはまったくない。アルツハイマーをはじめとするほかの認知症とはちがって、友人の知性は研ぎ澄まされていた。頻繁に誤嚥するようになり、口からはもはや食べられなくなると、彼はスザンヌとはちがう選択をして、胃に栄養チューブを挿入した。

まもなく、肺に空気を吸いこむ身体活動すらできなくなり、呼吸が困難になった。末期の衰弱のサインだ。彼は首の正面に開けた穴から気管チューブを恒久的に入れることを選んだ。彼の場合、こうした医療的介入によって寿命を延ばせても、肉体的衰弱のスピードを遅らせることはできないだろう。しかし、衰弱した肉体に閉じこめられた知性が孫たちの存在にまだ喜びを感じられるなら、それは彼にとって大きな価値のあることだった。人生の最後の数日間、完全に麻痺して車椅子にすわっていたが、愛する家族にハグされキスされる感触を彼は心から楽しむことができた。

ホスピタリストとして働いていたとき、末期の患者にどういう医療をほどこすかについて語り合うことは、日々の仕事の一部だった。もはや望みを伝えられなかったり、積極的治療に反対したりすることができない高齢の誤嚥患者の場合、法的書類はしばしばベッドわきでの親類の意見と対立したし、家族たちのあいだで選択が分かれることもあった。長年疎遠だった子供が老親の危篤で駆けつけて、非現実的な回復の希望を抱くのを一度ならず見てきた。かたや、衰弱していく歳月を患者に寄り添ってきた子供は、何度となく医師の診察や入院に付き添ってきたので、そろそろ親を解放する潮時だということに気づいていた。

こういうとき、死にかけている患者のために、家族のあいだの不愉快な力学が露呈しかねない。長年仲違いをしていたきょうだいが対決している最中に足を踏み入れたことは、何度もある。あたかもついに膿瘍《のうよう》がつぶれ、悪臭のするどろっとした膿《うみ》が流れているようだった。人間の体と精神が年齢とともに衰えていくのと同じように、人間関係もまた歳月を経てひび割れ、ほころぶ。動脈のように人格も硬くなり、生活のあわただしさのために積み重なった誤解や軽視を解きほぐすエネルギーを奪われてしまう。ホスピタリストとして、同時に赤の他人として、わたしにできることはそのような家庭を仲裁し、なだめることだった。生から抜け出そうとしている人体の苦痛だけではなく、家族間の緊張もやわらげようとした。

食べ物と空気を摂取するほかに、喉は肺から吐き出された空気を喉頭で声にする場所でもある。自分自身を表現するのは喉を通してであり、スザンヌのように強い意志と自立心のある人間が望みを伝えるのも喉によってだ。わたしの医師としての仕事は、とりわけしゃべれなくなった患者の声に耳を傾けることだ。最期の日々に医療従事者と医療行為によって苦痛を与えられるのではないかと不安であれば、事前指示書に署名して、どの医療行為を制限するかを指示しておくべきだろう。ある調査によると、人生の終末期に医師自身が患者になると、積極的な治療を見送りたがる傾向があるそうだ。おそらく尊厳と快適さを犠牲にして、意味のないつらい治療がおこなわれるのを見てきたし、みずからもおこなってきたからだろう。生涯を通じてどの人間も自分の意思を語るが、肉体と声が衰えると、家族や友人、あるいは事前指示書のような書類に代理で語らせるしかないのだ。

スザンヌの娘が母親の今後の避けがたい成り行きを深く理解していたことと、スザンヌの思いを反映した事前指示書の存在のおかげで仕事はぐっと楽になった。それまでに担当した終末期の多くの患者のうちで、いちばん緊張を強いられずにスザンヌを治療することができた。そして、若い医師だったわたしに忘れられない足跡を残した。娘のデブラは長年にわたって母親の介護に深くかかわってきたので、わたしと同じくらい明確に、どんなに手を尽くそうとも死がもうじき訪れることを覚悟していた。

スザンヌはその後二日間でまたもや熱が上昇し、さらに血中酸素飽和度は下がった。喉の細菌が肺まで到達し、新たな肺炎を起こしかけている兆候だった。強い抗生剤にもかかわらず、病状はどんどん悪化していった。

その日遅く、スザンヌは入院したばかりの頃のように自分で顔から酸素マスクを取ろうとしたが、今回はそのままにさせておいた。喉には粘液がたまり、ひと呼吸ごとにグルグル鳴った。肉体の最後の抵抗がゆるみかけているしるしだ。デブラと大勢の家族が病院のベッドを囲んでいると、呼吸がしだいにせわしくなり、それからしだいに遅くなって停止した。

英知がこめられたデザイン

受精卵が発生を始めると、人体のデザインは子宮の中で顕微鏡学的に作られていく。最初は平らで小さな円盤状の細胞だ。受胎のわずか数週間後には、それはクレープのように自然に丸まってチューブになる。このチューブは片側に入口、反対側に出口があり、それが人体の基本的青写真を作る。人体は成長するにつれ飾りが増えていき、その構造的複雑さは飛躍的に増していく。しかし、最初のチューブ状の構造は、一生涯にわたって残る。

このチューブ状の構造が喉のデザインの起源だ。人間の胎芽《たいが》が成長していくにつれ、人体の前面にある唯一の入口は隣り合わせの二本のチューブに分かれる——一本は食べ物用、もう一本は空気用。そのせいで、窒息と誤嚥の絶え間ない危険が生じるのだ。埋め合わせに、人体は入口から入ってくるものをうまく管理するために口や鼻と脳を作り、飲みこむ、咳をする、えずくといった防御機能を開発した。

生まれた直後から、空気と食べ物は正確に分けられて喉に入ってくる。生涯にわたる咽頭の曲芸の始まりだ。気管に食べ物を入れないことは人体におけるもっとも基本的な役割だが、脳卒中や認知症によって衰弱した人間の喉は、もはや曲芸のような動きを調整できない。誤嚥は肉体がどんなに衰えているかの証拠なのだ。

医学生のとき、わたしは喉のデザインを馬鹿にしていたし、若いホスピタリストだったときは、患者にとって深刻な脅威だとみなしていた。しかし、医師として長く働くにつれ、それは肉体が〝生から抜け出す〟ひとつの方法でもあると考えるようになった。誤嚥性肺炎はかつて「老人の友」と呼ばれていた。加齢と病気に長く苦しんでいた人に、威厳のある死をもたらすからだ。ロケットペンダントに忍ばせている青酸カリのように、喉の危なっかしい構造は、衰弱した肉体からの脱出用ハッチになる。愛している人にもう少し長く生きてほしいとどんなに願おうとも、それ以上最期を引き延ばすことができないこともある。パーキンソン病を患っていた妻の祖父が繰り返し肺炎になり、たびたび入院したときのように。肉体自体が、人生の終わりを決定することもあるのだ。

スザンヌのような患者を診察したおかげで、わたしは喉のデザインにも英知がこめられていることに気づいたのだった。

第2章 心臓——健康を分刻みで守る最重要の臓器

人体の深い洞窟には、水路や暗渠《あんきょ》が迷路さながらいたるところに走り、どの流れにも、ある特定の体液が流れている。そうした体液の流れが阻害される広範囲にわたる疾患について、わたしは学び、暗記した。たとえば尿《にょう》の流れが止まると、腎臓病と尿路感染症を引き起こす。中耳からの膿の排出が阻害されると、耳の感染症になる。鼻汁が副鼻腔《びくう》にたまる場合も同様だ。肺からの粘液の流れが悪くなり、肺に菌が入って炎症が起こると、肺炎につながる。かたや胆嚢《たんのう》、腎臓、唾液腺にできた結石や、中耳のバランスをとる部位の耳石《じせき》がそれぞれの体液の流れを阻害すると、たとえようのない苦痛をもたらす。虫垂炎、憩室《けいしつ》炎、膿瘍、便秘——どれも、人間の体内のパイプを流れる液体をせき止める詰まりによって起きている。

体液の流れは、伝統的な漢方薬の教義と共通する。つまり、気の流れがせき止められた場所に、大半の病気の原因がある、ということだ。しかし、西洋医学にも同じ重要な教義があることを学んだ。人間の健康は体液が安定して着実に流れることで保たれる、ということだ。医師の仕事は詰まりを取り除き、体液がきちんと流れるようにすること、すなわち、医療行為の大半は配管工事のようなものなのだ。

人体のもっとも致命的な配管の問題は、心臓発作だ。わたしがその診断をはじめて下したのは、一日の仕事を終えて帰宅しようとしていたときだった。研修医としての訓練を終えて数か月後、わたしは独り立ちし、ボストン郊外の応急手当クリニックで新米医師として働いていた。その日はとても忙しい一日で疲れきっていたので、閉院時間ぎりぎりに中年夫婦がやってきたときは、看護師にぼやかずにいられなかった。

夫のジャレドは、その日最後の患者になりそうだった。できるだけ早く診察を終えようとして、自分から彼のいる診察室に入っていって名乗り、どうしたのかとたずねた。その朝早く、胸に違和感を覚えた、とジャレドは説明した。胃酸の逆流だろうと気にもとめず、病院に行くように、という妻の頼みには耳を貸さなかったという。だが違和感は続き、やがて痛みを伴い、痛みは胸から両方の肩へと広がっていった。午後遅くになってようやく彼は妻の懇願を受け入れ、家から近いわたしのクリニックに助けを求めに来たのだった。

看護師が心電図（EKG）をとるための電極パッドを左側の胸全体と両腕と両脚にいつものように貼った。原因を突き止められるように、わたしは痛みについてさらに質問をした。鋭いナイフで刺されたような痛みか、焼けるような感じか、圧迫されるような痛みか？体を動かすと悪化するか？　汗が出る、息が切れるなどの症状もあるか？

胸の痛みは、人々が治療を受けようとするもっともありふれた理由だ。おそらく、突然死と密接に関連する唯一の症状だからだろう。しかし、ほとんどの胸の痛みは深刻ではなく、命にかかわる症例ではない。わたしはジャレドの症状について、致命的な心臓発作なのか、もっと無難な理由、たとえば胃酸の逆流や心挫傷なのか、区別する手がかりを得ようとした。やがて、ジャレドのいくつかの答えを聞き、もしかしたら心臓発作かもしれないと不安になってきた。まず、階段を上がると痛みが強くなり、休むとよくなると言ったこと。さらに、痛みが胸から肩に移動していったことも、きわめて気がかりだった。彼がしゃべっているあいだ、妻は夫をにらんでいた。頑固な患者の配偶者はよくこういう表情をする。

夫妻が到着して三分もしないうちに、ジャレドの心臓が電気信号を出して心筋を収縮させ、拍動している記録を心電計が吐き出した。光沢のある赤い紙に黒い波形が記されている。わたしは紙をつかむと、顔に近づけ、電気信号の波形を調べた。

とたんに凍りつき、目を見開いた。心電図は心臓発作の兆候をかすかだが明瞭に示していた。

いきなり顔に現れた懸念をジャレドと妻に気づかれたくなかったので、わたしはずっと紙片に視線を向けていた。確信が持てず、もう一度心電図を目でたどった。研修医時代は、先輩医師に自分の仕事を監督してもらい、患者を診断する際には自分の最初の印象を支持または反論されるのが常だった。今は独り立ちしたものの、眼前に突きつけられた決定的な結論を下すことに躊躇《ちゅうちょ》していた。心臓発作と診断したとたん、以下のことが矢継ぎ早に起きることになる。看護師にアスピリンの投与を指示し、腕に点滴を取り付けさせる。ボストンの大病院の心臓専門医に連絡をとり、五人以上の動員が必要な心臓カテーテルチームを準備してもらう。彼を病院に運ぶ救急車を呼ぶ。そして、この流れにおける避けがたく恐ろしい第一歩として、ジャレドと妻を猛烈におびえさせる。

その一連の流れが頭の中をよぎってから、わたしはようやく顔を上げた。「心臓発作を起こしているようです」

たちまち妻のまなざしから怒りが消え、恐怖が取って代わった。

診断を下すときには、単刀直入かつ明瞭に伝えるようにと教えられていた。時間をむだにしたり、難解な医学用語の陰に隠れたりしないようにと。しかし、わたしは内心、不安で神経質になっていた。心電図があきらかに心臓発作を示していても、自分がまちがっているのではないかと頭の片隅で恐れていた。医師として、患者の内部に隠れている臓器の状態を報告するのが、わたしの仕事だった。実際にどう感じていようと、もっとも知る必要がある人にその事実を確実に伝えるには、自信を漂わせることが不可欠だということもわかっていた。

心臓の配管問題

救急車の到着を待っているあいだ、看護師がジャレドに心臓モニターを装着し、心電図は彼の心臓の電気的活動を示す波形をずっと画面に映し出していた。心臓発作だけでもきわめて深刻な診断だが、わたしはさらに切迫した緊急事態が起きないか、画面に目を光らせていた。それは心停止だ。どちらも緊急事態だが、ふたつはまったく異なる心臓の問題を示している。

ジャレドのような心臓発作は配管の問題だ。鉛筆の先端よりも小さな血栓《けっせん》が冠動脈の支流にでき、酸素と栄養を心筋に運ぶ血流をせき止めることで起きる。

かたや心停止は電気的な問題だ。心停止が起きると心臓は停止し、拍動を止める。その診断は患者に脈がないと告げるのと同じだ。心臓発作は心停止につながることがある。心筋に血液が送られなくなり、通常は協調している電気システムが乱れるときだ。ときには局所的な電気的混乱によって、心臓の電気的リズム全体が制御不能に陥ることも、どこかひとつの器官に不具合があることで拍動が途絶えることもある。

拍動は人体の命を支えるリズムなので、心停止は厳密には「死」を意味する。ただし、蘇生するチャンスはまだある。心肺蘇生法（CPR）や電気ショックによってだ。CPRの胸骨圧迫、いわゆる心臓マッサージは心臓から血液を押し出し、停止した心臓の代わりに拍動させる方法で、電気ショックは車のジャンプスタートのように正常な電気リズムを回復させるためのものだ。それによって、多くの患者が蘇生する。しかし、心臓の拍動を再開させるチャンスがいよいよ絶望的になってくると、わたしは「心臓マッサージを止めて！」と叫び、壁の時計に表示された時刻を読み上げる。心臓の蘇生をあきらめたその瞬間が、正式に死を宣告された時刻となるからだ。

ジャレドのような心臓発作の場合、心臓の部分的な虚血はあっても、通常の拍動を続けるだろう。そのおかげで彼は意識があり、わたしと会話ができ、痛みについてのさまざまな質問にも答えることができた。心臓発作では分単位の治療が重要だが、心停止では秒単位の治療が求められる。「コードブルー」とも呼ばれる心停止は、医学的治療でもっとも緊急を要する。だから、あらゆる医師、看護師の手を借りるために、コードブルーになると病院の全館放送のスピーカーからアナウンスされるのだ。ほかの臓器が働きを停止すると、たいてい何分か、何時間か、何日か後に死がやってくる。脳死後に肉体が何年も生きられることすらある。しかし、心停止の場合、厳密に言えば、死はその瞬間に起きている。心臓の死はまさに人体の死なのだ。

ジャレドの心臓モニターは、心臓の配管問題がさらに緊急度の高い電気的問題に発展したら警報音を鳴らす。そうなったら、看護師とわたしはすぐさま心臓マッサージを開始し、除細動器をチャージして電気ショックを与えるだろう。

心臓で生きる

心臓のごく小さな問題でも、一瞬で命を奪われるという事実は、この臓器が人体においてとびぬけて重要な存在だということを示している。人が心臓病でどうして命を落とすのかを医師が理解するようになるまで、何世紀にもわたって、心臓の重要性はもっぱら詩人、恋人、魂《たましい》の探求者たちのものだった。現代になり、人体の構造と生理学についての知識が劇的に増えたにもかかわらず、いまだにラブレターやメールには漫画めいた双葉そっくりのハートの形が描かれている。それは構造的に不正確な形で、解剖学ではなく、バレンタインデーの広告から生まれたものだ。ハート形は愛らしいかもしれないが、実際の人間の心臓は大きめのアボカドのほうに似ている。

この臓器から愛と情熱が生じるのは、左心室から大動脈に血液が送られるのと同じぐらい確実だと考えられているようだ。しかし、われわれは単純な構造のポンプを過大評価しているのかもしれない。感情を心臓と結びつける考えは、本当に心臓を理解していない時代に生まれたものだ。それまで人は電気のことも、心臓が電気によって動いていることも知らなかった。もっとも、どうしてそんなふうに結びつけたのかは理解できる。わたしが医科大学で同級生のひとりに夢中になったときは、実際に心臓が痛いのではないかと思うほど胸が燃えるように苦しくなった。昔の人々にとって、血のように赤い心臓は、頰を赤く染める感情の源に思えたのかもしれない。

今ではるかに多くの知識を身につけているはずなのだが、昔から詩的な解釈をされてきた臓器に対しては、人々はなかなか古めかしい考えを捨てられないようだ。スピリチュアルな指導者のラム・ダスは、脳ではなく心臓で生きるように弟子たちに訴えた。脳が与えるのは言葉による独白でしかないが、ダスの教えは心臓に焦点を合わせたものだった。

彼は心臓をより深い意識の中枢だとみなし、「心臓センター」と呼んだ。

解剖学的にも生理学的にも、これは筋が通っている。心臓は胸の真ん中に位置し、ふくらんだりしぼんだりしているふたつの肺にはさまれている。その場所で心臓は生きているかぎり拍動しつづけている。心臓はこぶし大の空洞化した筋肉で、流れをコントロールするために開いたり閉まったりする弁を通して血液が流れている。心臓は分刻みで人体の健康を守るために、どの臓器よりも重要な役割を果たすのだ。

さらに、心臓はまず自己の利益になるように機能している唯一の臓器だ。心臓はリズミカルな収縮によって、酸素が豊富に含まれている血液を動脈に押し出す。体じゅうの隅々にまで存在する細胞に栄養を届けるためだ。しかし同時に、心臓は冠動脈を通して自分自身にも血液を送りこんでいる。これは人体でも数少ない自らが指揮をとる循環である。みずからの尾を噛《か》んで輪になっているヘビのように、心臓は循環の象徴的な器官なのだ。

そうした循環のもうひとつの例として、脳がその機能について考えているときがあげられる。ただし、どんなに人間が脳を崇《あが》めていても、心臓こそがより重要な臓器だ。そもそも、その拍動によって、脳は機能することができるのだから。

場所的にも、機能的にも、心臓はまちがいなくわたしたちの中心である。

健康な流れを取り戻す

ジャレドは救急車に乗って応急手当クリニックから、心臓専門医が待機しているマサチューセッツ総合病院に運ばれていった。詰まっている冠動脈の血流がすぐに復活しなければ、その一帯の心筋細胞は死ぬ可能性が高い。となると、生涯にわたって血液を送り出す心臓の働きが弱くなるだろう。どの専門医も、担当する臓器の詰まりを治すことを熟知していて、心臓専門医は心臓の流体力学について研究している。なかでも心臓カテーテル治療の専門医たちは、実際に詰まりを取り除く方法を訓練されている。冠動脈に造影剤を注入してレントゲン撮影をすると、心臓の表面を這《は》っているクモの巣のような血管が浮かびあがり、はっきりと詰まりが見える。すると、心臓専門医は鼠径《そけい》部の動脈から長くてしなるカテーテルと呼ばれるワイヤーを挿入し、数十センチの距離を進んで心臓にたどり着く。

レントゲン撮影をすると、ジャレドの冠動脈の中央で造影剤が停止しているのが映し出され、いまいましい血栓が発見された。そこで流れを通すために、心臓専門医はカテーテルで血栓を吸い出し、まさに配管工が配水管の詰まりを直すように血流を復活させた。

ジャレドがわたしに胸の痛みを説明してから一時間もしないうちに、血管を広げて血流を保つために、二本のステントが冠動脈に留置された。わたしが家で夕食をとっていたときには、詰まっていた心臓が必要とするだけの血流量に戻っていた。まさに出にくくなってゴボゴボいっていたキッチンの水道の蛇口が息を吹き返し、水がよどみなく流れるようになったのだ。

長期間にわたって血流を維持するために、ジャレドの医師たちは何種類かの新しい薬を処方した。毎日一錠のアスピリンに加え、血液をさらさらにするプラビックス（クロピドグレル）で、心臓に行く血管が詰まるのを防ぐ。さらにスタチンは血管の中でまた詰まりができるのを防ぐだろう。日々の適切な食事と運動とともに、こうした薬は配水管の詰まりを洗浄する洗剤同様、動脈壁にこびりつくプラークをきれいにし、ふたたび閉塞が起きないように血管壁を強くするのに役立つ。

退院前に、ジャレドは気分の落ちこみと不安を口にした。心臓発作を起こした患者にはよく見られることだ。心臓発作のようなできごとは、患者の人生における重要な分岐点となる。生き延びた人間はこれまで気づかなかった肉体的限界と直面すると同時に、二度目の心臓発作の恐怖を抱えて生きることになり、どちらもうつ状態につながりやすい。肉体の健康を保つにはとどこおりなく体液が流れている必要があるが、精神の健康も同じだ。

恐怖、悲嘆、心配が心の中に蓄積されると、精神の透明な流れは孤独や怒りのよどむ沼になってしまう。そうなると、上手に配管工事をしないと精神的健康が悪化し、それとともに人間関係も悪くなる。ジャレドは次の週にカウンセリングを受けることになった。こうした精神的問題は、話すだけで解消されることも多い。仲間とのコミュニケーションの水路を開けば、健康な流れを取り戻せるのだ。

旅が教えてくれたこと

医師になるまえに、わたしは世界じゅうを旅した。飛行機で旅をするときは、離陸直後と着陸寸前のクローズアップで見る風景をとても気に入っていた。旅客機から眼下を見下ろし、地上を観察するのは楽しい。ビルがぎっしり立ち並ぶ町、整然とした農場や森の広がり、ところどころに建つ煙をたなびかせている工場。なによりも、地上をヘビのようにのたくって走る水路に魅了された。人が作った農場や町を身をくねらせながら、堂々と横切っていく水路に。

上空からだと、川が分岐したり合流したりする様子がよく見えた。ちっぽけな小川が大きな流れになり、さらにほかと合流し、どんどん大きくなっていく。どれもいつまでも独立して流れることはなく、すぐに大きな川の支流になる。高い山の中でも海辺でも、支流のフラクタルは普遍的だった。飛行機の旅が日の出か日没にかかると、太陽の光が眼下の大地をくっきりと浮かび上がらせたので、土地の形と、そこを流れる水との相関関係をよりいっそう明瞭に見てとることができた。水系がある土地には流域と呼ばれる範囲があり、ここからひとつの河川に水が流れこんでいく。

医科大学に行くまえから、自分の体にも同じパターンがあることに気づいていた。首を伸ばして小さな丸窓から外をのぞくとき、アームレストにおいた前腕には、表面に青みがかった血管がくねくねと走っている。まさに眼下に広がる大地を水路が延びているのと同じだ。血管は腕を上っていき、より太い血管と合流する。地上の流域を流れる川のように。

ロシア極東を旅したとき、水路をこれまで以上に熱心に探求し、川に沿って旅をした。カムチャツカ半島で先住民について人類学的リサーチをしたときは、地元の家族といっしょに一週間にわたって馬で旅をし、彼らの夏の狩猟小屋まで行った。頬骨が高く顎に無精髭《ぶしょうひげ》を生やした、エヴェン族のヴァシリーという小柄な三十六歳の男性が、小さな馬で道案内をした。彼の奥さんのオルガがそのあとに続き、赤い丸々したほっぺたをもつ五歳の息子のアンドレは、母親のうしろに乗って上着にしがみついていた。わたしはしんがりで自分の馬に乗り、カムチャツカでいちばん大きな町、エッソを出発して広い谷間を登っていった。町を離れるにつれ白い泡立つ流れになったビストラヤ川沿いに、上流へと馬を進めた。そのあいだじゅう、アンドレは馬の上で何度も振り向いては、わたしに向かっておどけた顔をしてみせた。

出発してから数時間して、ビストラヤ川のもっと細い支流との合流地点にたどり着いた。右に曲がり、しばらく支流沿いに進み、最初の晩はそこでキャンプをした。土手にテントを張り、川の水をわかしてお茶を淹《い》れ、夕食を作った。翌日、上流に向かって進んでいくと、また合流地点にぶつかった。そこでは、これまでたどってきた支流よりもさらに細い流れに分かれていた。そしてふたたび曲がり、さらに細い支流沿いに馬を進めた。こうして、細くなっていく流れを次々にたどりながら、山に分け入った。ヴァシリーの頭には道順が完全に入っていて、支流の名前をひとつひとつ教えてくれた。ついに、たどってきた流れが、水がちょろちょろ流れるだけになると、ヴァシリーはこれには名前が付いていない、と言った。やがて、その水は岩が散らばるツンドラの下にすっかり消えてしまった。ついに、わたしたちは谷間の頂上である山の峠《とうげ》に立ったのだった。

峠の上から、反対側の険しい斜面の下にも別の広い谷間が開け、水が反対方向に流れ落ちていくのが見えた。それはたった今登ってきた谷間とそっくりな風景だった。峠がふたつの水系の境界、すなわち分水界になっているのがはっきりとわかった。はるか下に小川の流れが見える。それが別の水系の始まりで、やがて支流に分かれたり合流したりするのだろう。わたしたちは峠を越えると、今度はそちらの流れをたどっていくことにした。その後数日で、流れはほかの支流と合流して、刻一刻と大きくなっていき、わたしはその地域の水の流れがどういう形になっているか、直感的に理解するようになった。ヴァシリーは流れがどこでどのように分岐していくのかについて精通していたが、それは道なき道を歩んで山中を案内していく際に不可欠の知識だった。

数週間後、北カムチャツカのサケが群れをなすカイリノ川べりにすわって、サケが争いながら上流をめざすのを眺めているときに、自分の将来についての考えがまとまり、ひとつの結論が出た。地球上でもっとも美しい辺境の地の旅は終わりを迎えようとしていた。わたしはいつかふたたびこの地を訪れることを想像した。旅人としてではなく、わたしの滞在中、とても丁重にもてなしてくれた地域の人々を助ける医師として。家に帰ったら、医科大学に志願しようと決心したのは、その川のほとりでだった。それがわたしの分水界となった。

人体の分水界

医科大学に入学して、人体の解剖学について学ぶようになると、人体にはいたるところに分水界があることを知った。胆汁は肝臓から細い管に排出されると、次々に大きな流れへと合流していき、やがて膵臓《すいぞう》の消化液の支流に入り、そこで混じり合った物質を小腸へと運んでいく。同じようなパターンの流れが唾液腺と乳腺からの排出にも見られる。わたしは人体の地形図と、体液が流れる枝分かれした水路をすべて暗記した。

わたしにとって心臓血管系の地図は、なによりも強制的に頭にたたきこんだもののひとつだ。それは、カムチャツカの旅で学んだことを思い出させた。ビストラヤ川を遡《さかのぼ》る旅は、心臓から出発した血液が人体のあらゆる組織へ旅していくのと似ていた。心臓から押し出されるすべての血液は最初に人体の本流である大動脈に入る。合流地点に到達すると、曲がって、より細い支流の動脈をたどっていき、さらにいっそう細い支流に分岐した動脈網へと進んでいく。こうしてひとつ曲がるたびに、血液は体内の目的地へぐんぐん近づいていく。

人体のもっとも細い血管である毛細血管について学んでいたとき、山の峠近くで、名前のないせせらぎのかたわらにヴァシリーとたたずんでいたことを思い出した。人体の太い血管や中太の血管にはすべて名前があるが、人体の奥地を流れている、いちばん細い毛細血管には、どんなに詳細な医学書でも名前が付けられていない。

細胞の入口まで直接栄養を運んでいく毛細血管は、人体における山の峠だ。動脈の流れを旅してきた血液は、そこを通過すると、ふたたびそっくりな別の血管の流れへと入っていき、帰りの旅路につくのだ。循環する旅の第二章は、細い静脈の流れで始まる。その流れは次々に合流して、より太い血管を流れていく。前腕を走っている青みがかった血管は、手とその筋肉、骨、腱、皮膚が出合った地点から流れ出たごく小さな流れが合流したものだ。人体のどの部分も、血液の流れ同士が合流するために必要だ。ちょうど地面に落ちる雨の一滴一滴が、やがてひと筋の流れを作るように。そして、人体の地形図でもっとも遠い場所から出て酸素を使い果たした血液は、人体でもっとも大きな静脈の川、大静脈に流れこんでいく。

人体の血管は地球上の川と同じく活力にあふれ、自ら軌道修正して慢性的な障害物を迂《う》回《かい》することができる。たとえば冠動脈疾患がある人々には、長年のうちに迂回路ができることがよくあり、それによって血液が細胞まで流れていくことが可能になる。川は岩によって流れをせき止められると、やがて岩を迂回する新しい流れを見つけるが、それとまったく同じように、人体の心臓血管系は血液の流れのために新しい流れを作り、古い流れは三日月湖のように取り残される。

わたしは体じゅうをめぐっているほとんどすべての血管の名前、道筋、分岐点を暗記しながら、地元の山々における川の流れを熟知していたヴァシリーのレベルに早く到達したいものだ、と心から願っていた。

命にかかわる〝漏れ〟

人体の配管を大規模に修復しようとするとき内科医は詰まりに注目するが、外科医はもっぱら漏《も》れに目を向ける。配管システムにおいて水圧は不可欠の要素だが、人体においても同じだ。水漏れは配管システム全体の水圧を低下させ、それが人体なら失血死を引き起こす。

人体はアパートの建物に似ている。アパートの各部屋では、新鮮な水が安定して供給され、使用済みの廃水が重力によって下水管から排出される。しかも、蛇口やシャワーヘッドから水が勢いよくほとばしるように適度な水圧が求められる。人体の細胞も同じで、新鮮な酸素をたっぷり含んだ血液が安定して供給され、人体のペントハウスである脳を含め、血液をあらゆる器官に運べるだけの血圧が維持されなくてはならない。これが全身に対する心臓の仕事なのだ。心臓は収縮することで血液を動脈に押し出し、それによって血圧を作り出す。しかし、心臓の血管から血液が漏れたら、それができなくなってしまう。

人体のどこだろうと、命にかかわる漏れが起きる可能性がある。出血している胃潰瘍《かいよう》でも、切断された手足でも。修復がもっともむずかしいのは、心臓自体の出血だ。あるとき、外科医が患者の心臓に空いた銃弾の穴を縫合している場面に立ち会った。その青年は胸と背中の銃創から漏れる血にまみれ、すでに脈もなく、心臓の拍動も認められなかった。皮膚は死人のような灰色だった。血圧がおそろしく低くなってしまい、皮膚に薔薇《ばら》色をもたらす血流も含め、どこの血流もわずかにぽとぽと滴るだけになってしまったのだ。手術室に運ぶ猶予《ゆうよ》もなかったので、外科医はERのベッドわきでただちに手術に取り掛かった。

外科医は心臓に弾が命中したと推測し、手早く患者の左側の二本の肋骨のあいだを、弧《こ》を描くように長く切り開いた。肋骨を広げると心臓が現れ、赤い心臓壁に空いた穴から血が勢いよく漏れているのが見えた。ERで心臓を直接目にするのはめったにないことだ。心臓をむきだしにするなら、外科医は環境が整えられた手術室でおこないたがるからだ。しかし今回のように脈がない場合、一秒が生死を分ける。まさに心停止と同じように。死にかけている男の胸を切り開いたのは、直接心臓に手を加えて漏れをふさぐための最後の手段だった。

助手が傷ついた臓器を支えているあいだに、外科医は出血している穴を縫合した。しかし、その穴をふさいだとき、心臓の下側にさらに三つの穴を発見した。どれも最初の穴よりも大きかった。患者は点滴によって緊急に輸血されていたが、これらの穴から血液が漏れ出しているせいで彼の体はほとんど反応がなく、ざるのように血液を放出するだけだった。心臓から出血しているということは、拍動する力を与えたとしても、体のあらゆる部分に栄養を届けるだけの圧力がもはやないということだ。患者の体は、心血管虚脱状態だった。

この心臓はもはや救えないと判断した外科医はあきらめ、患者はその瞬間に死亡を宣告された。ハンターは知っているだろうが、獲物を仕留めるには心臓をねらって撃つのがもっとも有効だ。体の中心的な臓器に小さな弾丸を命中させれば、大きな生き物でもすばやく殺すことができる。同じように、冠動脈の微小な血栓であっても人間を倒せる。人体の配管システムのすべてがいつも修復できるわけではないのだ。

配管工から人体を学ぶ

人体についての見識をより深めるために、わたしは配管工の考え方を取り入れることにした。リチャード・ブレイクスリーはわたしが働いていた病院のメンテナンス責任者で、病院の配管システムのために、心臓専門医（循環器内科医）と外傷外科医の両方の役目を果たしていた。しかも、医師がやるのと同じやり方で配管の問題を解決した。

病院のある棟で水道が完全に止まってしまったという連絡が来たとき、彼は病院内のほかの場所にいる同僚たちにただちに無線で連絡し、ほかの棟でも同じことが起きているかとたずねた。その根拠について、彼はこう説明してくれた。病院全体の水が同時に止まったのなら、解決は簡単だ――町の水道課に電話する。なぜなら病院へ水を供給する町のシステムそのものに問題があるからだ。

しかし、ブレイクスリーの同僚たちは、病院のほかの場所では勢いよく水が出ていると無線連絡してきた。病院規模の現象ではなく部分的な問題で、病院の一部の配管システムだけで起きていた。ブレイクスリーは病院内の配管を一本残らず熟知していて、配管がどう走っていて、どこで分岐し、さらにそれがどの蛇口につながっているかも把握していた。分岐し、合流する配管の地図に精通しているおかげで、どこに詰まりが生じているかを推測できた。

彼は給水設備室に向かい、頭の中の地図が問題ありと教えてくれている箇所に歩み寄った。予想どおり問題の病院棟に供給している管が本管から分岐するまさにその箇所で、原因を発見できた。バルブが故障したので、流れを管理しているゲートが閉まり、心臓発作の血栓さながら完全に水を止めてしまっていたのだ。心臓ステントのようにバルブの交換によってその病棟への水流が回復し、問題は解決できた。

勤務を終えたある日、わたしはこれまで知らなかった階段の吹き抜けにあるドアから中に入った。そこは、病院の給水設備室だった。リズミカルに回転する大きなモーターの音に負けじと、ブレイクスリーは大声でしゃべりながら、床から天井まで這っている薄汚れた白い管を指さした。管には開閉用の大きな赤い輪が付いたバルブが取り付けられている。そこは、病院のありとあらゆる場所に新鮮な水を送り出す管が並ぶ、いわば病院の心臓部だった。それは、心臓から延びている複雑に入り組んだ大きな血管網を連想させた。

病院の配管の分岐点と同じように、人体における分岐点は臓器とそれに接続する血管系から構成されている。人体の血栓を治療するとき、わたしはブレイクスリーとまったく同じように考える。冠動脈の支流の中で血栓が作られているなら、その支流が栄養を運ぶ細胞だけ血流が遮断され、心臓の残りの部分は健康な血流を受け取っている。しかし、それを解明するのは簡単ではない。心臓は肉と骨でできた不透明な胸壁で隠されているので、さまざまな場所にいる同僚に蛇口をひねってみてくれと無線で連絡したり、給水設備室に入っていったりすることはできない。そこで心電図が役に立つわけだ。心電図は心臓の中をのぞき、その中の蛇口を確認するための手段なのだ。そして、心電図の解釈をするためには、流域を理解する必要がある。

標準的な心電図の十二本の電極は心筋の中を走る電気信号を記録し、それぞれが心臓の別の部位を表している。心組織への血流が止まると、電気活動の混乱が心電図のジグザグの線に現れるが、重要なのは、それが全体的なのか部分的なのかを判断することだ。胸痛を訴える患者の心電図を見るたびに、わたしの最初の質問はブレイクスリーと同じだ。その混乱が起きているのは、どこの場所か？

心臓の健康についての心電図のメッセージは、ジャレドの場合ほどつねに簡潔明瞭とは限らない。もっとあいまいな手がかりを読みとるためには、医科大学で暗記した冠動脈地図を利用している。心臓のそれぞれの部位は、特定の冠動脈枝によって血液を提供されているので、心電図で示された電気的混乱がすべて心臓の同じ部位に集中しているのを見ると不安がふくらむ。問題が冠動脈のひとつの流域内だけで起きていれば、患者の胸痛は些《さ》細《さい》な原因からではなく、おそらく心臓発作で引き起こされたのだ。

ブレイクスリーの問題解決テクニックと同じように、また、山の中を旅していくヴァシリーとオルガのように、地形と分岐する水の流れを熟知することは不可欠だ。カテーテル治療をおこなう心臓専門医も、冠動脈にカテーテルを挿入して心臓発作を起こした犯人である血栓までたどっていくときに同様の技巧を発揮する。心臓専門医は分岐ごとにどちらに曲がればいいのかを知っているので、どんどん細い血管に入りこんでいき、造影剤が停止している箇所までたどり着けるのだ。きわめてやっかいな配管の問題の解決や命にかかわる病気の治療をし、人里離れた深い山を進んでいくとき、配管工も医師も旅人も流れのほとりに立ち、相互につながる流れや枝分かれする水路を大局的に眺めなくてはならない。すべてはその流域を理解するためだ。


ジャレドを診察してから、わたしは心臓発作の患者を何人も診断し、躊躇なく落ち着いて手順をこなせるようになった。長年にわたって診断をおこない、心電図を読むことがなじみのある道筋を進むように感じられてきた。

ただし人体の血流は、地上の水路や建物の下水管とはある重要な点で異なっている。大地からの排水は大きな川に合流して網状三角州を作り、旅の最後に海へ到達する。同じように、建物の配管システムからの流出物は太い管に流れこみ、最後に汚水処理場という終点に着く。しかし、血液はちがう。心臓から出ると、無限に分岐する血管を流れて、全身のあらゆる細胞と出合ってから、ふたたび太い血管に合流する。そして最終的に旅が始まった場所である血液の三角州に、人体の真の中心である心臓に戻ってくるのだ。

第3章　便——内臓の重要な情報を伝える人体の廃棄物

医学生のときに学んだ身体検査のなかでも、直腸診はいちばん気が進まないものだった。それまでにも検査をするところは見たことがあったし、医師にとっては技術的に簡単で、患者にとっては少し不快な程度の検査だ。けれどその検査を患者に勧めることを考えただけで憂鬱《ゆううつ》になり、検査そのものも気が進まなかった。同級生とこの通過儀礼についてよく冗談を飛ばし合ったが、それを楽しみにしている者はひとりもいなかった。

いつか、この検査をしなくてはならないと覚悟していたが、予想よりも早く、わたしの通過儀礼が訪れた。医科大学の三年生のとき、内科ローテーションで病棟実習をしていたときのことだ。前夜に年配の女性がＥＲにやってきて、しつこい胸の痛みを訴えた。最初の検査では心臓発作かどうか結論が出なかったので入院となり、引き続き観察し、検査をすることになった。朝、彼女の検査所見を読んでいるときに、ヘモグロビン値がひと晩で十から八に落ちてしまったことを発見した。すぐにでも治療が必要な重い貧血状態だ。その月、わたしの業務を監督していた研修医にその発見を報告すると、彼女はため息をついた。すでに忙しい朝に、新たな仕事が付け加えられたからだ。

「GI出血かもしれない」。消化管（GI）からの出血がヘモグロビン値低下の原因かもしれない、と彼女は考えたのだ。

「直腸診をする必要があるわね。結果が出たら、また教えて」。彼女はきびきびと指示すると背中を向け、またパソコンのキーをたたく作業に戻った。ついに、そのときが来たのだ。

わたしはそっと患者の病室をノックし、中に入っていった。ベッドに横たわった患者は疲れた目をして、灰色の髪はくしゃくしゃだった。かわいそうに、とわたしは心の中で思った。心臓発作と消化管出血を起こしているかもしれないうえ、今朝いちばんに、これまで直腸診をやったことのない医学生に検査されるのだ。部屋のほかのベッドには誰もいないのを見て、わたしは胸をなでおろした。わたしの慣れない検査も、ふたりで分かち合う恥ずかしさも、ほかの人には見られずにすみそうだ。

「ヘモグロビン値がきのうよりもかなり下がっています」。わたしは切りだした。「腸から出血しているのではないかと心配なので、調べる必要が……」。わたしは語尾をにごした。頭に浮かんだのは肛門、直腸、糞便《ふんべん》、うんちという言葉だけ。自分が馬鹿みたいに感じられた。それに、初対面の年上の感じのいい女性に、そういう言葉を使うのはためらわれた。自分の両手は検査に必要な外科用潤滑剤の小さな容器を握りしめていたので、ついに思いきって言った。「直腸診をする必要があります」

患者は拒絶するか、少なくとも激しく抵抗すると予想していた。

「必要なことはなんでもしてください」と答えたが、少しむっとしているように聞こえた。そして、どうするかを指示されるまえに、さっさと横向きになったので、この検査ははじめてではないのかもしれないと思った。

彼女が下着を下ろそうと苦労していたので、わたしは手伝った。「両膝を胸のほうに近づけてください」。わたしは指示し、できるだけやりやすい角度にしようとした。患者のうしろの床にひざまずき、手袋をはめ、白衣のポケットから小さな紙片を取り出す。わたしの任務は彼女の肛門に指を入れて便をこすりとり、引っぱりだした指を紙片になすりつけ、血液が含まれているかどうかを調べることだった。

肛門の構造はよく知っていた。出口に向かってすぼまっていて、その奥には括約《かつやく》筋が何層もあり、突きあたりにはひだになった内壁がある。便が蓄えられている直腸に到達するために、わたしの指はそこまで進んでいくことになるだろう。しかし、患者の尻を持ち上げたとき、そこには肛門ではなく、肉色をした小さな山がいくつも盛り上がっていた。それまで見たこともないほどのひどい痔《じ》だった。その後、今日にいたるまで、それよりも悪化した症例を見たことがない。べたついた潤滑剤を指先に付けると、わたしは痔の花束をかきわけ、指が簡単にすべりこめる入口を発見した。驚くほど広がった直腸の中に粘土のようなものがみっしりと詰まっているのが感じられ、指を引き抜いたときには、手袋は石炭のように黒いタール状の便で覆われていた。

興奮がわきあがった。すぐさま下血だとわかった。黒い便は上部消化管、たいていは胃からの出血を示している。前年は下血について多肢選択式のテストにさんざん答えたが、実物を自分の目で見るのははじめてだった。想像よりも粘度がある。便を紙片にこすりつけ、白衣のポケットに入れていた小さなボトルから透明な液体を数滴垂らすと、便は青く色が変わった。研修医は正しかったのだ。患者は消化管から出血していた。

何も汚さないように慎重に両手の手袋をはずし、わたしは急いで患者に発見したことと懸念を伝えた。両手を石鹼《せっけん》で洗いながら、ぎこちなく彼女にお礼を言うと（何についてかはよくわからなかったが）、急いで病室を出た。

その発見を研修医に伝えると、強い制酸剤の点滴と、ヘモグロビン値を六時間おきに調べ、消化器チームと相談することを指示された。さらに出血が続き、緊急輸血が必要となった場合に備え、血液型も調べるようにと。翌日、消化器専門医が口から内視鏡を入れ、食道を通過させて胃の中を観察した。その日遅く、医長がわたしに説明したところでは、出血している潰瘍が発見されたので、出血を止めるために内視鏡で潰瘍にクリップを留置したということだった。患者の心臓検査の値がすべて正常だと判明したので、胸痛はおそらく心臓発作ではなく、潰瘍から来たものだと推測できた。ヘモグロビン値はそれ以上下がることはなく、安定した状態で彼女は退院した。

その患者を担当したことで、わたしは医学における便の重要性に気づかされた。人体の排泄《はいせつ》物が患者の内臓について重要な情報を与えてくれ、診断と治療を決定する際に役立つのだ。こうしてはじめて直腸診を経験すると、いつ次の機会が来ても大丈夫、という気持ちになった。

便をめぐる臨床現場から

医科大学での最初の二年間、患者のベッドわきでの会話にまだ便が出てこないときは、解剖学的および生理学的見地から便について学んでいた。人体の口から肛門まで延びている消化管についても学んだ。これは子宮の中で最初に作成されたチューブ状の構造の名残《なごり》で、消化管の両端は人体のふたつの極だ。消化管はそのあいだを走っていて、日々の暮らしの軸となっている。食事をすると、食物は人体の中をすべりおりていく――口から入り、胃まで到達し、小腸に移動し、さらに結腸へと進む。途中で、人体が必要なものを取りこみ、残りは蠕動《ぜんどう》するベルトコンベアでさらに下に送られる。

その旅の途中で食べ物は便に変わり、赤血球が壊されるときに出る色素のビリルビンによって茶色になる。それからふたたび終着駅である外界に戻っていく。つまり、栄養は食べ物として人体の表側にある顔から入っていき、その後、人目にふれない尻側から便になって出てくるのだ。

ごく基本的な衛生学では、この人体のふたつの極はけっして出合うことはなく、便と食べ物はつねに別々にしておかねばならないと教えている。糞便には細菌やほかの感染性微生物がうようよしていて伝染病の原因になり、多くの伝染病が人から人へ広まるときの媒介物にもなる。糞便は不快で不要なものの典型的な例で、それが生み出される穴、肛門は解剖学的に人体でもっとも穢《けが》れた場所だとみなされている。

しかし、教科書の解剖学的および生理学的な視点から糞便を学んでも、初対面の相手に便の話題を持ち出すときには役に立たなかった。不快なばかりか感染の可能性もあるうえ、排便は人間のもっとも個人的な営みだ。しかし、守秘義務のある医師と患者のあいだでは、より綿密な検査のために、社交的には容認されない会話も必要となる。患者の健康にかかわるとなれば、便に関する社会的道徳観は診察室のドアで立ち入り禁止にしなくてはならない。

まもなく、わたしは嫌悪感とぎこちなさをやすやすと乗り越えた。最初の直腸診をしてから数週間以内にさらに数件の直腸診をこなし、何十人もの患者たちと便についてとことん話し合っていた。その話題を持ち出すときに、もはや目をそむける必要はなかったし、潤滑剤や検査用紙片、患者の尻を扱う手さばきも劇的に向上した。検査を終えて便の付いた手袋をはずすときに、片方を裏返しにしてもう片方にかぶせて、なめらかな動作でゴミ箱に捨てることも身につけた。わたしは便を話題にすることにみるみる慣れていった。医学的意義によって、社会的な観念が駆逐されてしまったのだ。しかし、患者たちはそうではなかった。一度ならず、わたしの率直な質問や直腸診の必要について無頓着《むとんちゃく》に言及したことで、赤面したり驚きのあまり目を丸くしたり、という反応が返ってきた。

患者のトイレでの習慣や、便のさまざまな特徴、たとえば色、頻度、粘度、においにすら、わたしは臆面もなく詮索して質問をした。多くの人は、あらゆる便はくさいと信じているが、さまざまな腸の病変のせいで、健康的な毎日の便よりもずっとひどい悪臭を放つ便になることがある。ジアルジア症のような腸感染症は硫黄《いおう》のにおいの原因になるし、クローン病やセリアック病では、腸が食べ物から脂肪を吸収できないので、便器の水に浮かぶ、なかなか流れない脂《あぶら》まみれの便になる。こうした病状では、便は腐ったバターのようなにおいを放つ。

便の粘度と頻度には注意しなければならない。便秘と下痢《げり》は、人によって異なるさまざまな意味を持つ言葉だ。便がやわらかく回数が多い人もいれば、硬くてめったに出ない人もいる。ここまでが正常で、ここからが異常と、きっぱり区別できない。ある患者は一日おきに便が出るときに便秘だと主張するかもしれないが、その頻度でも別の人にとっては正常かもしれない。臨床の現場では、患者に便秘しているかとたずねるのは、まったく無意味な質問だ。確実に知るためには、排便時のいきみや便の形について詳細まで探りを入れる必要がある。食べ物のやわらかさ、たとえばソフトクリームなどを引き合いに出すこともある。

下痢についても同じことが言える。医学生になったばかりの頃、心から尊敬していた先輩医師が愉快なアドバイスをしてくれた。「誰かが下痢をしているのかどうか正確に知るには、こう訊いてみることだ。〝お尻から小便が出ていますか？〟」。そのたずね方はおおいに役立ってくれ、この問題で苦しんでいる患者はたいてい笑いながらそれを認めた。

重症の下痢患者からの教訓

内科ローテーションを開始して数週間たったある朝、回診を終えかけたとき、ある患者の病室から叫び声が聞こえてきた。ドアまで行くと、鮮やかな黄色のガウンを着た看護師が年配男性のベッドわきに立っているのが見えた。彼女は片手で彼を横向きにして押さえつけながら、もう片方の手で彼の体の下の汚れたベッドをきれいにしようとしていた。患者は嫌がってわめいている。気に入られたくてうずうずしていた新米医学生のわたしは病室に入っていくと、この患者を担当するチームのメンバーではなかったにもかかわらず、手を貸そうと申し出た。看護師はとても感謝してくれた。

その患者はきわめて重症の下痢に苦しんでいた。クロストリジウム・ディフィシル（CD）という細菌による感染症だ。CD感染症については授業で習い、治療のきかない深刻な悪性の感染症だと知っていた。CD感染症は野火のようにあっというまに院内感染が広まり、重症のケースになると、唯一、回復が期待できる治療は大腸全摘手術だという。スクラブ〔医療用白衣〕の上に看護師が黄色のガウンを着るのは、病院の規則だった。もっとも感染力の強い細菌に感染している患者の世話をするときだけは、もう一枚、防護服を重ねることになっていたのだ。わたしはCD感染症の患者を実際に目にするのははじめてで、そのにおいは強烈だった。手助けしようと申し出たのは大変なまちがいだった、とすぐさま気づいた。

わたしは看護師と同じ黄色のガウンと手袋を身につけ、ベッドの反対側に立った。わたしが片手を患者の肩に、もう片方は腰にあてがって横向きに支えているあいだに、看護師は両手を使ってベッドと患者をふいた。老人はうめきつづけている。わたしの両手に感じられる体は制御できない下痢で疲弊し、弱々しく、ぐったりしていた。彼の周囲に広がる濃い茶色の水っぽい便はすさまじい悪臭を放っており、無表情を保とうとしながらも、鼻をそむけずにはいられなかった。この経験は、人体が発するもっともおぞましい悪臭に直面してもプロとしての態度を保つことについて、厳しい教訓を与えてくれた。

看護師は彼の体をふき、ベッドのリネンを交換しながら、彼を担当している医師チームはどうして導便チューブを処方しなかったのだろう、と声に出して言った。導便チューブというのは、尻に装着して、おびただしい下痢をチューブからきれいに排出させ、大きな回収袋に集めることができる装置だ。それがあれば、気の毒な患者をひっきりなしにきれいにする必要はないのに、と看護師はぼやいた。たしかにひとりでやるにはむずかしい仕事だ。担当の研修医にその考えを伝えておく、とわたしはぼそぼそとつぶやいた。

体をふく手を休めて、彼女はわたしを見上げた。「まあ、ほんとに親切ね！」。彼女は叫ぶと、微笑を浮かべたまま、手元の仕事に戻った。彼女は短いブラウンの髪にピンクのハイライトを入れた中年女性だった。わたしは悪臭に息を止めながら、早く仕事を終わらせてほしいと祈っていた。

患者のために新しいきれいなオムツを広げながら、看護師は質問をぶつけてきた。「ところで、このあとの予定は？」。患者を横向きにしたまま、彼女のほうに目を向けると、はにかんだ微笑がちらっと見えた。一瞬、信じられない気持ちで彼女を見つめた。わたしを誘っているのかどうか確信が持てなかったのだ。彼女はにっこりした。「よかったら、いっしょに食事にでも行かないかなと思って」。わたしは頬がカッと熱くなり赤くなった。この場ちがいな会話が患者に聞こえているんじゃないか、ということで頭がいっぱいだった。

わたしはまだ新米だったが、はるかに経験のある医療従事者である彼女にとっては、強烈な悪臭の便もたんなる医療の背景で気にならないのだろう。彼女の頭の中では、冷水機の前でおしゃべりしながら、わたしを誘っているのと同じなのだ。当時、わたしは独身ではなかったので断ったが、そうでなくても悪臭のために、とうていその気にはなれなかっただろう。

「デリー腹」体験で得たもの

翌年、医科大学の三年目と四年目のあいだに、わたしはグローバルヘルスの選択科目でインドに旅をした。インドに行ったのは、ほかのアメリカ人医学生と同じ理由からだ。異なる文化圏ではどのように医療が実践されているのかを学ぶ機会を得られるばかりか、旅をする大義名分になったからだ。向こうにいるあいだはムンバイの大きな公立病院で働いた。病棟は満床で、廊下にまで貧窮《ひんきゅう》した患者と家族があふれていた。ニュージャージー州の大学病院とは大ちがいだった。インドでは病理学の教科書がふたたび日の目を見た。結核、腸チフス、リウマチ性心疾患、ハンセン病、ポリオの患者たちを実際に目のあたりにしたからだ。アメリカでずっと医師をやっていたら、まず診察することがない病気ばかりだった。

しかし、人体と医学に対する視点が劇的に変化したのは、自分自身が下痢になったせいだった。西洋からインドに旅をする人間にとって、伝染性の下痢はつねにつきまとう脅威だ。多くの訪問者がそれを経験し、長期間インドに滞在すれば、何度も経験することもありうる。その「デリー腹」はすっかり蔓延《まんえん》していたので、下痢について話題にする恥ずかしさはどこかに行ってしまい、ほかの西洋人と便について話すのは、天候の話題と同じぐらいありふれたことになった。硬い便は晴れの日、やわらかめの便は少し雲が出ている日、ガスがたまった痛みは、尻から小便が出る天候、つまり雷雨になりそうな暗い空。インドの西洋人旅行者と医療従事者のふたつのグループは、排便の詳細までおおっぴらに語り合った。そして、わたしはその両方に属していた。

旅行の最初の三週間、わたしは自分の腸に対して厳重な警戒をおこたらなかった。歯みがきをするときはボトル入りの水だけを使い、シャワーを浴びているときには口に水が入らないように気をつかい、外国人にケータリングする、きわめて清潔なレストランの食べ物だけを口にした。通りの食べ物の屋台から漂ってくるおいしそうなにおいは誘惑的だったが、男子寮でいっしょに暮らしているインド人の医学生たちがパーニープーリー（揚げ菓子）やパニールティッカマサラカレー（チーズ入りのカレー）やビリヤニを食べているのをうらやましそうに眺めるだけだった。

やがて、自分の腸はインドに適応したにちがいない、となぜか信じこんで、レストランで自分の前に置かれた金属製カップから水道水を飲んだ。その結果、インド料理は口に入れるときばかりか、外に出るときもスパイスが効いていることを知ったのだった。

胃腸に対する誤った自信を抱いた翌日はムッとするほど蒸し暑かったが、わたしは寒さに震えていた。朝、胃腸が不吉にゴロゴロいいはじめ、昼には大量の水っぽい下痢が止まらなくなった。わたしは寮のトイレの地面に開けた陶器の穴の上にぎこちなくしゃがみこんでいた。トイレはそれしかなかった。そして、ガタガタ震えながら、膝をぎゅっと胸に押しつけて抱きしめ少しでも暖をとろうとした。悪寒《おかん》を感じたのは生まれてはじめてだった――この感染症の兆候について何百人もの患者から聞いたが、自分自身は一度も経験したことがなかったのだ。

インドの人々にとっては自然な体勢とされるが、しゃがむ姿勢にはなかなかなじめなかった。膝を曲げていると、体が突っ張ってロボットみたいにガチガチになってきたし、かかとを床につけようとすると、太股が焼けるように痛くなった。下痢と倦怠感《けんたいかん》がさらにひどくなると、体のバランスを保つのがきわめて困難になってきた。

何度もトイレに駆けこむことは夜まで続き、ムンバイの暗くなっていく空では大きなコウモリが凧《たこ》といっしょに飛び回っていた。わずかな希望は便に血液も粘液も見られないことで、それがあったら、もっと深刻な細菌かアメーバの感染症を疑ったかもしれない。こわばった脚をほぐそうとして滞在している寮の周囲を歩き回っていると、いきなり便意を催し、その日六度目に急いでトイレに向かった。わたしも肛門も消耗していた。専門店で見つけたやわらかいトイレットペーパーを使ってもヒリヒリしてついに出血したので、これ以上紙でふきたくなかった。その苦悩の最中に、これまで拒否してきた考えがふと頭に浮かんだ。今こそ、インド式のふき方を試してみるべきかもしれないと。

ムンバイに着いた日に、わたしはインド人が西洋人とちがう方法で尻をふくことを知った。寮の施設を案内されているとき、トイレにトイレットペーパーがなかったので質問したのだ。インド人の医学生のひとりで、インド南西部のケララ州の出身で、ジョン・レノンみたいな丸眼鏡をかけたＫＫというあだ名の学生がすぐに説明してくれた。インド式のふき方は、左手で肛門をきれいにし、同時に右手で水をそのあたりに直接かけるのだ。水を使用してきれいにするというのは、多くの国でビデを使うのと同じように思えたが、こちらは人体でもっとも汚い場所に直接手でふれるという洗浄方法だった。わたしが衛生的な懸念を口にすると、インド人は洗浄後に石鹸と水で手を洗うと、ＫＫは説明した。

彼はわたしに警告した。「絶対に左手で握手したり、食べたりするなよ」。糞便の話題は気にならなかったし、直腸診は機械的にこなせるようになっていたが、自分の手でふくのはあまりにも過激に感じられた。そこで、寮から出かけるときは必ずトイレットペーパーを持っていこう、と決心した。

しかし、それから一か月後、わたしは下痢とトイレットペーパーにほとほと疲れきっていた。そこで、インド式にふいてみることにした。トレイの隅には足首ぐらいの高さに壁から小さな蛇口が突き出ていて、水が出てくる下には小さなプラスチック製のピッチャーが置かれていた。蛇口を回してピッチャーに水を満たした。それを右手に持ち、その手をうしろに回すとゆっくりとピッチャーを傾けた。水がほとばしり、尻をゆるやかに流れて、ねらった場所を流れ落ちていく。そして左手はするべきことをこなした。

たちまち、はっきりと理解した。なめらかな水の流れは乾いた硬い紙でゴシゴシこするよりも、はるかに気持ちがよかった。その作業はすぐに終わり、きれいになるまで何度も何度も洗う必要もなかった。そして、そのあとで石鹸と水で徹底的に手を洗ったので、自分の病気を他人に感染させる危険も消えた。

トイレットペーパーを使っていても、アメリカではすぐに腸の感染症が広がることについて考えると、トイレットペーパーは細菌から手を防御するわけではなく、むしろ自分の手と肛門のあいだに距離を置きたいという心理的な理由のほうが大きいのだ、という結論にいたった。その晩、七度目、八度目にトイレに行ったときは、また水で洗い、手際もずっとスムーズになった。手早く完全に洗浄でき、痛みをやわらげる選択肢として、インド式のほうがまさっていることはあきらかで、わたしの抱いていた恥ずかしさや躊躇はきれいさっぱり消えたのだった。

まもなく下痢は落ち着いたが、インド式のふき方は手放せなくなった。手に対するインドの視点がわたしの潜在意識にしっかりと根を下ろすにつれ、自分自身の体に対する感じ方はゆっくりと変わっていった。その後数週間で、わたしはいつ、どのように右手と左手を使うかについて、ますます意識するようになった。あたかも、それがわたしの体における、けっして出合うことのないふたつの極であるかのように。

トイレの社会的背景

腸の感染症は世界じゅうでもっともありふれた人間の病気だ。その理由のひとつは、別の人体に感染させるために、微生物が下痢という抜け目ない作戦を利用するからだ。結核菌やコロナウイルスの感染が肺に広がると、咳をすることで空気感染する。梅毒や淋《りん》病のような性感染症の細菌は、人間のセックスしたいという衝動につけこむ。腸の感染症の細菌は便を水っぽく大量にして給水設備に入りこんだり、人間の手に付いたりして、次の犠牲者に感染を広げようとする。

わたしはアメリカの医科大学での小児科ローテーションのあいだ、下痢と脱水症状に苦しむたくさんの子供たちを治療した。その子たちは一日か二日、輸液を点滴したあと、経口で水を飲めるようになると退院した。医療において、下痢はじつに退屈な病状だった。

しかしインドでは、多くの子供たちが下痢の脱水症状によって死んでいることを知って、衝撃を受けた。ざっと毎年三十万人のインド人の子供たちが死んでいるのだ。その死の多くが、きれいな水や経口補水液だけで防げたはずだった。それに、手を清潔に保つ石鹸によって。わたしがムンバイで治療した、下痢で入院した数少ない子供たちは幸運だった。手遅れにならずに病院に運ばれたし、当然のようにわたしが治療に選んだ静脈内輸液の代金だけなら、家族も払うことができた。二十世紀になって予防衛生や医療技術が画期的に躍進し、世界じゅうの多くの国で生活と健康に大変革がもたらされたが、グローバルな視点から下痢を考えると、いまだに人類の大多数はその大変革の恩恵に預かっていない。

インドの左手と右手についての考え方は、こうした感染症が広がるのを防ぐ方法であり、必要に迫られた文化的な適応なのだと気づいた。そうした感染症は、ただひとつの方法で感染する。たまたま別の人間の細菌だらけの便、すなわち細菌学で言うところの悪の源を摂取することだ。解剖学的には人間のふたつの手は対称だが、インド人の伝統に照らすと、下痢の感染を抑える単純な方法として、まったく異なっている。それでも、左手を使わないようにすることはそれほど効果的ではないし、トイレットペーパーの場合も同じだ。

わたしたちは文化的背景だけではなく、社会経済的背景においても、排便したらきれいにする。インドを旅していると、トイレをどう使うかにまつわる階級のちがいが浮き彫りになった。最初はどのインド人のトイレの習慣も同じだと推測していたが、旅の後半で、KKやほかのインド人医学生はしゃがめないことを知った。彼らは裕福なので、「西洋式」のトイレを使って育った。足裏に体重をかけてしゃがもうとしても、KKの足首と膝はかたくなに曲がるのを拒んだ。わたしのほうがまだ柔軟性があるほどだった。しゃがめないことは、地位と教育レベルの指標であり、排便をするときにとる体勢は、育ち、文化、社会経済を合わせたものなのだ。

アメリカ人のように、トイレットペーパーを使っているのは、人類のごく少数でしかない。インド人のやり方は、世界の多くの人間が排便のあとでどうやってきれいにしているかを示すものであり、地域によっては水を使うのすら贅沢だとみなされている。タンザニアで育った医学生仲間は、子供のときお尻を洗うために水を使うことなど想像できなかったと言っていた。

「そんな真似をしたら、完全に頭がおかしくなったと思われただろうね」。笑いながら彼は言った。彼の村ではやぶに入って排便し、そのあとできれいにするには葉っぱか石、あるいは「手に入るものをなんでも」使う。

下痢に苦しんだことで、わたしは自分の属する社会経済状況で排便することができて、つくづく幸運だと実感した。と同時に、医療をどう実践していくかについて影響を受けた。現在は、便秘と、痔や裂肛《れっこう》を含め脱肛のある患者には、しゃがんで用を足すことを勧めている。解剖学的に、しゃがむ姿勢だといきみを減らせるし、直角よりも深く膝を曲げれば、より少ない生理学的負担で便を出すことができるからだ。さらに、衛生を保ち、痛みをやわらげるために、水で洗うことも指示している。アメリカではビデが一般的ではないので、携帯用のスクイズボトルを使うことを提案した。わたしがインドで感じたことからして、手を使うのは抵抗感が強いだろうと推測したからだ。どっちみち、手を使って洗えとは気恥ずかしくて言えないだろう。

インドへの旅でもうひとつ得た恩恵は、インド式の洗い方をすれば、二度とトイレットペーパーを切らすのを恐れずにすむということだ。二〇二〇年の新型コロナウイルス感染症のパンデミックで、前代未聞のトイレットペーパーの品不足が起きたとき、わたしは頼りになる別の方法を知っていた。しかも、多くの点でずっとすぐれた方法を。

〃新たな薬〃としての人糞

インドの旅から何年もしてマサチューセッツ総合病院で働いていたとき、ＣＤ感染症によって人生をだいなしにされかけていたポールを担当した。髪にピンクのハイライトを入れた看護師が、なぜかロマンティックな提案をするのにふさわしい舞台だと考えた、例の手ごわい感染症だ。ポールの場合、通常の抗生物質での治療はすでに三回も失敗していて、選択肢がなくなりかけていた。入院したポールはやつれて顔が青ざめ、脱水症状になり、頬がこけ、目は落ちくぼんでいた。

今後の治療をどう進めるかについて助言を得ようと、わたしは病院の感染症専門医リビー・ホーマン医師に相談した。彼女がポールのような患者に実験的治療をしていると聞いていたのだ。彼女は電話ですべての抗生物質を中止するようにアドバイスしてくれた。ポールが腸を切除しなくてすむには抗生物質が唯一の手段だと信じていたが、抗生物質が体内からすべて出たことを確認したら新しい薬を持っていく、と言われた。

二日後、わたしが別の患者の病室を出て廊下を歩いていると、ポールの病室の外に、サンダルをはいた小柄な中年女性が立っているのに気づいた。

「あなたがライスマン先生？」と、彼女はたずねた。わたしがうなずくと、彼女は発泡スチロールの箱を見せた。「これなの」。患者の病室まで専門医が直接薬を持ってくるなんて、これまで一度もなかった。この治療にははかりしれないほど価値があるにちがいない、とわたしは考えた。ホーマン医師のあとからポールの病室に入っていくと、彼女はベッドのわきに立ち、箱の蓋を開けた。ドライアイスのあいだにありふれたオレンジ色の薬びんがあった。そして、カプセルの中身はなんと人糞だった。

公式には糞便微生物叢《そう》移植（FMT）と呼ばれるこの斬新な治療は、人体の微生物叢、すなわち、人体のひだや割れ目にすんでいる多数の微生物についての新しい理解に基づいたものだ。人体は健康でいるために、体内の微生物生態系に頼っているが、感染症を治療するための抗生物質は、標的である病原体だけではなく、しばしば腸内の善玉菌まで殺してしまう。ポールは数か月前に呼吸器感染症になって、広範囲の抗生物質を処方されていた。わたしは彼のカルテをじっくり読み、呼吸器感染症はじつは細菌ではなくウイルスのせいだったのではないか、と推測した。最初の治療で医師に与えられた抗生物質はおそらくまったく効果がなかったどころか腸内の細菌を殺してしまったので、代わりにCDが入りこんですみついたのだ。

健康な人間から便を採取し、それを病気の人間の腸に移すことによって殺された細菌を復活させるというのは、理論的には完璧だ。カプセル内の健康な細菌が、ポールの口から大腸まで消化管を移動していく途中で殺されてしまわないように、ＦＭＴの二日前から抗生物質を中止したのだ。まだ実験的ではあったが、ＦＭＴはＣＤ感染症の難治性症例の治療として少しずつ採用されるようになっていた。

とうてい摂取しがたいものを飲むことについて、ポールにたずねてみた。

「それが効くことを祈るのみです」。彼は苦しげに答えた。そしてホーマン医師に渡された大きなカプセルをおとなしく飲んだ。二日して、彼の下痢とさしこむような下腹部の痛みが改善してきたのがわかった。そしてＦＭＴを開始してから三日後、ポールは顔色がよくなり体調も回復し、すでに退院できるほどになった。多くの人が冗談じゃないと拒絶しそうだが、他人の便のカプセルを飲むことが彼にとって救済となったのだ。

〝人糞カプセル〟の製造現場

わたしはホーマン医師に、ＦＭＴカプセルを製造している実験室を見学させてほしいと頼んだ。そして数週間後、わたしはマサチューセッツ総合病院の研究棟へとエレベーターを上がっていった。典型的な実験室のカウンターが部屋の大部分を占めていた。彼女の研究器具は突き当たりにある乾燥機、それにミキサーといくつかのスチール製の濾過《ろか》器だけだったが、残念ながら、わたしが訪ねた日は試料が空っぽだった。意外にも、実験室は公衆トイレのようなにおいはいっさいしなかった。

ありふれたキッチン用品のわきに立ちながら、ホーマン医師はカプセルをどうやって準備するのかを説明してくれた。冷凍した便は治療がおこなわれる前夜に解凍され、朝、それに塩水を加えて混ぜる。そのどろっとしたものをテーブルの大きなスチール製のざるで漉《こ》して大きな塊や破片を除去し、最後に残った物質をゼラチンカプセルに注入する。まるでフランス料理のデザートのレシピみたいに聞こえた。

ホーマン医師の実験室でしゃべっていると、ポールが治療を受けた朝に持ってきたのと同じ発泡スチロールの箱を渡してくれた。中には薬瓶が三本入っていて、瓶の中にはカプセルが入っている。カプセルには茶色っぽいものが詰められているのが見えた。患者に中身の便が見えてしまうので、透明カプセルは理想的ではないと、ホーマン医師は認めた。しかし、不透明なカプセルだとずっと費用がかかり、彼女の研究予算ではそんな些細な問題にお金を費やす余裕はなかった。

透明カプセルには、さらにもうひとつの課題が与えられていた。彼女の研究には本物の人糞にそっくりなものが必要だった。どんな薬の臨床試験でも、実験的治療の効果と比較するために、片方のグループの患者たちは効果のない偽薬（プラセボ）を飲まなくてはならない。さまざまなグレイビーソースやチョコレートで試したのち、ホーマン医師はココアパウダーとゼラチンを混ぜた偽薬に決めた。しかし、わたしの手にある発泡スチロールの箱のカプセルは本物だと彼女は言った。

その治療は斬新で実験的で、ホーマン医師が便を調達するには、それを作る人間から入手するしか方法はなかった。ドナー候補者は、インドなどでは一般的な下痢疾患はもちろん、広範囲にわたるさまざまな感染症にかかっていないか検査をされる。ホーマン医師の言葉を借りれば、ドナーは「とてつもなく健康」で、一年以上、インドのような感染症の多い国に旅をしている可能性はなかった。インドに行ってから二年たっていたので、自分もドナーになれるかどうか訊いてみた。だが、医師をはじめ医療従事者は許可されないそうだ。なぜならかなり頻繁にCDにさらされているからだ。もっともだ、とわたしは思った。さらにホーマン医師によると、移植される患者がアレルギーを持っているかもしれないので、ドナーは便を提供する何日か前から、ピーナッツを食べてはいけないことになっていた。

研究の統計データをホーマン医師は教えてくれた。難治性CD感染症では、通常の抗生物質で治るのは半数以下だが、FMTではずっと高い完治率が出た――一回目の二日間の治療で八十七パーセントが治り、二度目の治療で九十七パーセントが治ったのだ。しかし、これだけの成功率にもかかわらず、ホーマン医師の研究はあまり評判がよくない。彼女が提案した研究プロジェクトを最初に聞いたとき、マサチューセッツ総合病院の経営陣は「言葉を失うほど不快だ」とコメントした。患者たちも参加することを躊躇した。FMTを受けるぐらいなら、「死んだほうがましだ」と彼女に言った患者すらいた。そして、おそらく何名かは実際に亡くなった。

ホーマン医師は再発者だけではなく、はじめてCD感染症を発症した患者を含め、この研究を広げていきたいと望んでいるが、なかなか参加するように患者を説得できずにいる。患者は激しい下痢を繰り返し、人生がめちゃくちゃになりかけてはじめて、通常の抗生物質ではなくFMTを受けてみようかと考えはじめるのだという。インドで過ごした自分の経験に照らしても、激しい下痢を契機に、体と排泄物について新たな視点を持つようになるのは納得できた。

「あなたはCD感染症にかかったら、どっちの治療を選びますか?」。わたしは彼女にたずねてみた。「究極の選択」ゲームの医師バージョンだ。「FMTよ」と彼女は即答した。「わたしもです」と躊躇せずに応じた。ホーマン医師やわたしのような医療従事者は、この質問に対して一般人とは異なる反応を示すのかもしれない。どちらも医療従事者として訓練を受け、抗生物質のようなありふれた治療のリスクをよく知っている。それに、わたしたちのような職業だと、他人の便に独特の安心感を覚えるものなのだ。

便に対する概念を変える

薬はたいてい自然界にあるもの——動物、植物、菌類から作られる。そして人間の体もたんに自然界の一部でしかなく、そこからも薬が抽出され精製されている。たとえば人間の血液は輸血によって命を救う治療になる。人間の血清抗体は新型コロナウイルス、肝炎、狂犬病のような感染症にかかった人々を助けることができる。さらに臓器提供という形で、人体はさまざまな臓器不全にとって唯一の治療になっている。いまや、わたしたちの臓器と血液に加え、糞便も人体が提供する救命者のリストに加わったのだ。

一見、FMTは医師が患者に勧める最悪の治療法に思えるかもしれない。わたしのような医療従事者が愛している、衛生的で健全なやり方を無視する治療法だからだ。偶然に他人の便を摂取したことで感染症を発生するなど、毎年、世界じゅうで何十万という人々が命を落としているが、同じ不快きわまりない行為によって命を救えることが、今ではわかっている。CD感染症におけるFMTの成功によって、消化管だけにとどまらない広範囲の病気の治療として臨床試験がおこなわれているところだ。しかし、これを成功させるためには、人々は概念を変える必要がある。

自分自身の体についての認識は、それがどんなに目をそむけたい場所や行為でも、変えることができるはずだ。実際、わたし自身も医師としての訓練を受け、インドを旅しているあいだに認識が変わった。今後は医師も患者も、健康でありつづけ病気を治療するために、便との関係についてより深く理解する必要が生じるだろう。糞便を食べる動物は、世間で思われているように粗野で野蛮なのではなく、微生物叢を共有する健康的な習慣を実践しているのかもしれない。そうした行動から、人間は多くを学べる可能性がある。ただし、それを実現するには、社会によって胸がむかつくと刷りこまれた認識を克服しなくてはならないだろう。

第4章 生殖器――未来志向の特殊な器官

小児科の研修医だったときは、これまで一度も会ったことのない女性たちの膣《ちつ》を見つめながら、何時間も分娩室で過ごした。最後の数センチのために母親が必死にいきみ、赤ちゃんの頭がのろのろと光のほうへ進んでくるあいだ、わたしはかたわらに立ち、落ち着かない気持ちで待っていた。赤ちゃんは厳密に言えば出産の瞬間までは産婦人科医の患者だが、生まれると、小児科医が担当になる。わたしの患者が出てくる陰唇《いんしん》のカーテンに目を凝らしながら、出てきたときに備えて心の準備をした。

人体はさまざまな瞬間を与えてくれるが、出産はもっともわくわくすると同時に気をもむ瞬間でもある。医療においては、非常に緊張もする。通常、わたしが分娩室に呼ばれるのは、まだ生まれていない赤ちゃんの状態について、産婦人科医が何かの前兆があって心配しているときだ。母親が破水したときに羊水がにごっていたことがあったが、それは子宮内で赤ちゃんがうんちをしたためだった。あるいは、出産中の母親のおなかに装着された胎児心拍数モニターが、異常に低いリズムを刻んでいるなど。部屋番号と理由を知らせるポケベルが鳴ると、赤ちゃんが母親の体から出てきた瞬間に立ち会えるように急いで駆けつけた。

新生児は究極のところ、新しい人体を作るためにデザインされた特別な器官である生殖器の産物だ。出産は、胎児が母親の生殖器の中で成長し、果実さながら成熟していく九か月間のまさに頂点と言える瞬間だ。

出産後、ただちに求められる任務は――産婦人科医に呼び出された大きな理由でもある――赤ん坊に呼吸を始めさせることだ。出産で、どの赤ん坊もそれまでとはまるで異なる環境に出てくる。新生児がこの大がかりな移行を切り抜ける手伝いをするのが、わたしの仕事だった。たいていの場合、警告サインが現れていても、赤ん坊は生まれてすぐに泣く。そのリズミカルな泣き声は、赤ん坊が適切に息を吸い、吐いているという証拠だ。同時に、分娩室でのわたしの仕事が、始まるまえに終わったことを示していた。泣き声が聞こえると、わたしはまだ清潔な手袋をはずす。そして新しい両親におめでとうと言うと、赤ん坊にふれることもなく分娩室を後にした。

第4章　生殖器

未来志向の特殊な器官

はじめての呼吸

ある忙しい夜勤の時間帯に、新生児がポップコーンのようにポンポン生まれた。わたしは次から次に呼び出しを受け、次から次に膣を見つめた。どの出産でも、ついに赤ん坊が生まれたとき、何が起きるのか確かなことはわからない。自発呼吸をするだろうか？　それとも呼吸ができず、わたしの助けが必要となるのだろうか？

ある新生児の出産は不気味な沈黙で迎えられた。赤ん坊を取り上げた産婦人科医は手早くへその緒を切り、その生気のない体をわたしに手渡した。赤ん坊の手足はぐったりしていて、もともとの茶色の皮膚が青く見えるほどだ。赤ん坊の胸は呼吸しようという努力をまったくせず、完全に平らなままだった。この子に生き延びるチャンスを与えるには、一分以内に呼吸を始めさせなければならなかった。

赤ん坊の背骨に沿ってタオルでこすりながら、呼吸を誘発しようと試みた。通常だと、こういう穏やかな刺激で、新生児の肺を活動させるには十分だ。今回の場合、効果はなかった。そこで酸素マスクで赤ん坊の鼻と口を覆うと、付属のバッグ〔酸素のたまる袋〕を握って肺に空気を送りこんだ。二度、バッグを握っては離すことを繰り返すと、ようやく赤ん坊は身じろぎしはじめた。手足が曲がり、かすかな生命の兆候を示し、赤ん坊の顔にかぶせた酸素マスク越しに弱々しい泣き声も聞きとれた。三度目にバッグをぎゅっと握ってからマスクをはずすと、赤ん坊は力強く泣きはじめた。

呼吸のリズムが本格的になると、たちまち新生児の肌は青からピンクに変わった。ピンクになったということは、この赤ん坊の肺が機能している、つまり、大切な空気が必要な場所に取り入れられ、生まれたての体の中に供給されているということだ。新生児に呼吸させるのは、芝刈り機を始動させるようなものだ。スイッチひとつでエンジンが入り、そこから赤ん坊は自発呼吸を始め、一生続く自立した呼吸のリズムで未来へと歩みはじめるのだ。

新生児が呼吸のコツをつかんだことを確かめると、新しい両親にお祝いを言い、生まれたばかりの赤ちゃんはとても元気で健康だと伝えた。それから出産について、つまり呼吸を始めた経緯についてカルテに書くために部屋を出た。

リズムのはじまり

新たに作られたどの人体も、肺が空気を吸って吐き出すだけではなく、多くの新しいリズムを開始する。わたしは新生児のへその緒にあるゼラチン質を親指と人差し指でつまんで、そのリズムを測定する。へその緒を流れていた血管は生後数日で自然に閉じるが、それまではへその緒で新生児の脈拍を測れるのだ。生後数日で、体の別のリズムが加わってくる――眠ったり、目覚めたり、食べたり、排泄したり、泣いたり、おとなしくなったりと。

人間は規則正しい生き物なので、医学生のときに人体について学んだほとんどすべてのことがリズムだった。大人になると、心臓の拍動はだいたい一秒に一回になり、肺も同じリズムで吸ったり吐いたりしている。これらは人体のもっとも基本的なリズムなので、医師のところを訪れるすべての患者が「バイタルサイン」として調べられる。人間の健康の根幹とみなされる心臓と肺の音楽的なドラムビートは、上腕につけたカフ(腕帯)で血圧として測定される。

人体にはほかにもたくさんのリズムがあり、どれも体内時計が独自の時間を守ろうとするものだ。目は数秒ごとにまばたきし、血液細胞はおよそ五分ごとに血管系を循環する。規則正しい食事は規則的な排泄につながり、膀胱《ぼうこう》と腸は満杯になったり空になったりしながら、毎日たのもしく活動してくれている。多くの人間にとって、酒や煙草も規則的なサイクルをたどる。たとえば一時間に煙草一本分のニコチンを摂取する、毎晩晩酌をするなどだ。人体は習慣のリズムに依存し、それに慣れるようにできているので、たとえ酩酊《めいてい》状態のドラムビートであろうと、どんなリズムにも依存する。

わたしたちの暮らしは一日、一日と容赦なく過ぎ、直線的に先へ延びていくように思えるが、生態学は一直線の連続した進化ではなく、重なり合い、組み合わされた音楽的な拍子が、複雑に循環しながら織り上げられたものとして理解するのが適切だ。恒常性《ホメオスタシス》とは、さまざまなテンポのメロディで何度も何度も繰り返される、入り組んだビートのことを指す。

未来のためのパーツ

人体でもっとも不思議で、すべてのルールを破っているように思えるリズムは、生殖器に関連するものだ。月経は女性の生殖器官におけるドラムビートで、子宮の内膜をはがす。これは規則的に生まれては消えていく、人間の生体構造独自の一過性の機能だ。このリズムのために、脳の下垂体は指揮者のような役割を務め、忠実なミュージシャンさながら卵巣と子宮に演奏させようと血中ホルモンを調整する。

月経のリズムは月に一度で、人体ではもっとも遅くやってくるリズムかもしれない。誕生から十年以上して、ようやく登場するのだから。男性の生殖器は、精巣で分泌されるテストステロンの日々のサイクルによって、独自のリズムを刻む。さらに、男性も女性も、十代でリズムを刻みはじめる。思春期は人体の春で、生殖器がまさに満開になり、セックスやマスターベーションのような普遍的な肉体的快楽が新しく提供されるようになる。マスターベーションはまったく自然な行為で、人体における手と指によるセックスそっくりな行為によって巧みに生殖器をだます。生殖器はきわめてだまされやすく、これは思春期では都合がいい。

月経は男性生殖器のリズムよりも広く認識され、はるかに崇められている体のリズムだ。月に一度の周期のため、月経は月の満ち欠けと同期していると考える人は多い。そのせいで、月経《メンス》、月《ムーン》（天体）、月《マンス》（暦）は同じ語源から生じている。排卵後、子宮の内膜は新月が丸くなっていくように厚みを増して受精卵が着床できる準備をするが、受精しなかった場合ははがれ落ちて月経となる。月が満ちたり欠けたりするように、子宮でも同じリズムが繰り返されるのだ。ただし、月の満ち欠けの研究では、月経とのリズムにはつじつまの合わない連携しか見られず、近い場所に住む女性たちの月経が同期するというのも根拠のない説に思える。

生殖器のリズムは、人体に見出されるほかのリズムとは重要な点で異なっている。そもそも、人体の生存には必要ないのだ。ほかのすべてのリズムは健康の周期的な土台を支えているが、生殖器はちがう。いわば、生殖器は花のようなものだ。花は子孫をより多く増やすために植物が備えている特殊な器官だが、その植物のために直接役に立つことはない。同じように、生殖器は人類の存続のために必要だが、それぞれの人間の健康のためには不要だ。生殖器は未来志向の特殊な人体パーツで、しばらくのちに親になることを約束するためにプログラムされている。

リズムの乱れは病気の兆候

生殖器は、人体の生物学的生存には必ずしも必要ではないが、人生をよりよくする。これは音楽と共通するものだ。多くの人と同じように、わたしも十代になって自分の生殖器をより強く意識するようになったが、ほぼ同時期に音楽にものめりこんだ。この不安定な時期のあいだ、体内のホルモンレベルは急激に高くなり、生殖器は成熟し、人によっては音楽が感情に深い衝撃を与えることもある。

わたしがはじめてギターを弾くのを学んだのはこの頃で、定期的に友人たちと集まって演奏した。バンドまでは組まなかったが演奏は続け、複数の楽器がどんなふうに互いにハーモニーを奏でるのかについて理解するようになった。足で床をたたいてリズムに合わせることを身につけ、コードとメロディの重なりをとらえられるように耳を鍛《きた》えた。やがて音楽とは織り合わされた音の集合体で、それぞれのパートよりもはるかに偉大な存在になっている、と気づいた。多くのミュージシャンにとって、楽器を弾いたりバンドに参加したりすることは、その後の賞賛や後悔からなるセックスや生殖器の世界への入門儀式なのかもしれない。もっとも、わたしはハイスクールを卒業してかなりたつまで、それほど幸運には恵まれなかった。ただし、リズムと音楽については生涯にわたって評価し、理解するようになり、それを医師としての仕事に持ちこんだ。

医学生のときに、人体のリズムを感じることは、健康と病気を区別するのに重要だと気づいた。患者の手首や首に二本の指をあてがって脈をとり、心拍数を、さらに同じようにして患者の呼吸数を測ることができた。人は呼吸に関して多少コントロールできるし、呼吸に注意を向けるとリズムが変わってしまうので、こちらのほうがむずかしい。医学生になるということは、人体の音楽学校の生徒になるということだ。したがって、人体のリズムについて詳しく知り、一瞬にしてそれを判断することが求められた。

患者のリズムすべてが正常範囲に入っているときは健康だということだが、病気になるとリズムが乱れる。脈をとっているとき、心臓の拍動が危険なほど速くなる患者がいた。レイブ・パーティーでのテクノミュージックのように。かたや、あまりにも遅い拍動の患者もいて、メトロノームとして、緊急にペースメーカーを埋めこむ必要に迫られた。患者の心臓のリズムがまるで調子はずれで、安定したビートではなく、ジャズドラマーの気まぐれなシンコペーションを刻んでいることもあった。同様に、呼吸のリズムがあまりにも遅いときは人工呼吸器が必要かもしれない。一方、呼吸があまりにも速いときは、呼吸器疾患の重大な兆候だった。

わたしはどの患者のリズムも同じように査定した。排泄の場合、下痢ではその頻度が上がり、便秘では落ちる。排尿の頻度が上がると糖尿病の兆候の可能性もあるし、あるいは尿路感染症かもしれない。かたや頻度が落ちると、脱水症か腫《は》れた前立腺が尿の流れを邪魔しているのかもしれない。なじみのある歌のテンポが変わると、大概の人はすぐに気づく。わたしも人体のリズムを詳しく知るようになったおかげで、調子がはずれるとすぐに気づくことができた。ある器官が適切なリズムを刻まなくなると、体全体のハーモニーをだいなしにしてしまいかねない。

ただし、わたしは人体のリズムが完全に停止したときに、もっとも恐れるように教えこまれた。リズムは命で、それが止まれば——心臓が拍動を停止したり、肺が呼吸を停止したら、まちがいなく死がやってくる。しかし、生殖器はこのルールを破っている。精子と卵子がどうにか出合い、結合して、子宮内で成長しはじめると、女性生殖系のふだんのリズムは停止する。月経の場合、突然の停止は臓器不全とはかぎらない。人体のほかの場所とはちがい、このリズムの中断は生物学的に健康なリズムでもある。このリズムが停止すると、女性の体はふだん繰り返されている生命サイクルからはずれ、まったく問題のないわき道にそれていく――妊娠へと。

出産はリズムのクライマックス

わたし自身の生殖への旅はアナと出会い、結婚したいと思ったときに始まった。出会ったのは探検家クラブのミーティングで、世界の最果てに冒険の旅をする愛好家《ラバーズ》として出会ったのだが、やがて自分たちが恋人《ラバーズ》になった。

ミーティングの後、アナとわたしはいっしょにセルビアに旅をして、そこで「テスト・フェスト」、つまり「世界睾丸《こうがん》クッキング選手権」として知られている大会に参加した。田舎の何の変哲もない野原で開かれ、過去四年間、わたしの新しいガールフレンドが審判長を務めていた。風変わりな野外パーティーの料理は、牛、イノシシ、ラクダなど数えきれない種類の睾丸を煮込んだシチューで、驚くほど大量のアルコールが消費された。参加する男性たちは睾丸を食べると生殖能力が高まると主張していたし、すっかり酔っ払っていたので、わたしはテストステロンが消化後に肝臓で完全に代謝されることは指摘しないでおいた。だからこそ、テストステロンのサプリメントは注射、または肌から吸収されるジェル剤として製造されるのだ。女性ホルモンについては逆だ。エストロゲン（卵胞ホルモン）とプロゲステロン（黄体ホルモン）は、口から摂取しても損なわれない。それゆえ、卵巣をだまして毎月の排卵をさせないために、ピルを経口摂取することが可能なのだ。この事実を知ったら、多くのセルビア人男性ががっかりするだろう。もっとも、今年はじめてアナがパートナーを連れて現れたときよりは、がっかりしないかもしれない。

それから数年して、アナといっしょに別の国の山岳地帯で冒険をしていたとき、ふだんは規則正しい彼女の月経が来なかった。彼女の毎月のビートが停止したとき、わたしたちは悟った。妊娠したのだ。

妻がこの特殊な人体の旅に出るのを目にするまえに、わたしは医学生として、産科と婦人科ローテーションで多くの妊婦たちを診察し、妊娠は人体でもっとも異例なプロセスだということを知った。人体のほかのリズムを刻む仕組みとは異なり、妊娠は片道だ。繰り返し同じビートを刻むのではなく、ビートはじょじょに激しさを増していき、胎児が母体から外界に出るときに爆発的なクライマックスにいたる。わたしは妊婦を診察するときに、大きくなっていく丸いおなかを紙製巻き尺で測った。それによって、妊娠がクレッシェンドとなっていくことが、目に見える形で確認できた。

ほかの病気だと、患者の体を元の状態に戻すための治療を提案する。病院の入院棟でも外来診療でも、わたしの目標は症状をなくすために、あるいは損傷を与えられた臓器の機能を回復させるために急いで手を打つことだった。しかし、妊娠が出産へと向かう不可逆的な行進は、ふだんの医学的判断を引っくりかえすものだ。

妊娠のすべてが爆発的だし、そもそも始まりも生物学的な行為のクライマックスからだ。セックスは誕生につながる導火線に火をつける。それはリズミカルに始まって、しだいに激しさを増していき、快楽の喜びに満ちた反応によって互いを煽《あお》る。そのプロセスは精液を、すなわち精子と精子の旅のための食料を含むどろっとした液体を放出するオーガズムで頂点に達する。

オーガズムは生殖器の独特の感受性によって起きるが、骨盤内だけではなく脳と副腎でも相当なオーガズムが生じている。オーガズムに達すると、アドレナリンがあふれだす——心臓がドキドキし、脳の活動が停止して、一瞬だがまったく使い物にならなくなる。そしてクライマックスが過ぎると、たちまちオーガズムの波は引いていく。アドレナリンの大波は引き潮さながら去っていき、心臓の拍動や血圧は正常に戻る。下垂体は血管にプロラクチンやオキシトシンといったホルモンを放出し、ついさっきまでの嵐のような抑えられない衝動に代わって、そうしたホルモンがセックス後の安らぎをもたらす。こうして、人体の生理機能はめったにしないことをする――たちまちスイッチを切り替え、クライマックス前後で気分をがらりと変えるのだ。

同じような放出は、女性生殖系においても、排卵のときに起きる。ホルモンの放出によって火をつけられ、小さな卵子は卵管をすごい勢いで子宮に向かって送り出される。精子と同じく、卵子も花が放出した花粉さながら、相手を見つけられることを期待しながら未知の世界に飛びこんでいくのだ。生理学を勉強している医学生として、うまく相手を見つけられない可能性が無数にあることを学んでいたので、そんな広い暗闇で精子と卵子が出合えることに驚嘆した。もちろん、とりわけ忙しい夜間の小児科シフトで大勢の赤ん坊が毎日生まれているのは、生物学的に起こりそうもないことをほぼ確実にするほど人間が頻繁にセックスをしている、という証拠だった。

小さな精子と卵子がどうにか出合って結合すると、妊娠した子宮は母体の中で成長していく。まさに受粉した花が生物学的には直接の利点がないにもかかわらず、母体である植物で果実を熟していくように。妻の妊娠中、わたしは妊娠の不思議な兆候や不快感に驚いているだけの傍観者だった。三か月ごとに、特別な苦痛や肉体的限界が新たに訪れた。妻はかつては大好きだった食べ物を楽しめなくなったし、やがてかがむことがまったくできなくなった。

ほぼ九か月後、妻の子宮がリズミカルに収縮を始め、クライマックスが近づいている最初の兆候を示した。陣痛は何日にもわたって始まったり止んだりしたので、わたしたちはテンポを慎重に測った。リズムが規則的で激しくなると、そろそろ病院へ行く頃合いだった。妊娠が最終段階に近づき、お産が始まったら、もはや引き返すことはできない。胎児は母親の体から、何がなんでも出ようとしているからだ。

永遠に奏でられる音楽

生物学はリズムだが、妊娠が始まって月経が停止するときのように人体がいつものリズムからはずれるときですら、体は生殖という大きなサイクルの一部になっている。すなわち、生殖と種の保存のための大きなサイクルだ。すべての人間の体が内なるリズムを刻んでいるが、そこには次の世代の、より大きなサイクルも含まれている。地球上で生命が誕生して以来続いてきた壮大なリズムに、新たな命は新たなビートを付け加える。生殖器は人体のふだんのリズムを大きく乱すが、音楽を永遠に奏でていくための臓器なのだ。子供が生まれると、個人の人生はこれまでとはなにもかもが変わるが、人間の生態は悠久の時の流れの中で、これまでどおり何ひとつ変わらずに続いていく。

わたしは数えきれないほどの出産に立ち会ってきたが、そのほとんどが待機と出血と子供の泣き声が渦《うず》巻く記憶の中で混じり合い、ぼやけてしまった。しかし、自分自身の子供の誕生は明瞭に覚えている。わが子は出産が爆発的なクライマックスにいたってすぐに生まれたのではなかった。病院に運べるぐらいに子宮口が開くまで、妻は自宅で四日間にわたる産みの苦しみを味わい、わたしはそんな妻を介抱していた。

赤ん坊が膣から出てくるのを辛抱強く待つ経験は何度もしてきたが、自分の息子の出産がもっとも長く時間がかかった。出産は長引き、妻はつらさと痛みを耐え抜いた。わが子はすぐに息をするだろうか、とわたしは不安だった。ついに生まれたとき、息子はすぐに泣き声をあげ、泣きつづけた。その瞬間、すべての新生児と同じように、彼は種子として世界に放り出された。風に乗って飛んできたタンポポの綿毛が適切な地面に着地し、根を張り、そのまま生き延びようと期待するかのように。息子の泣き声は肺が機能し、肉体が今後も生き抜いていく環境を見つけたことを意味していた。

そしてはじめて、わたしは新生児の安定したリズムが確立されても、分娩室を出ていこうとしなかった。今回は部屋に残り、母親の腕の中のわが子を見つめていた。わたしと妻にとっては、すべてが変わると悟ったのだ。

第5章　肝臓——体のゲートキーパー

最初に人間の肝臓と出合ったのは、医学生のときの解剖実習室でだった。紫がかった茶色でてらてら光っていて、肋骨のすぐ下、右上腹部に鎮座《ちんざ》していた。肝臓はほかのすべての消化器を睥睨《へいげい》しているように見えた。肉々しい端からのぞいているのは肝臓の下僕、胆嚢だ。肝臓で作られる、消化を助け腸からの栄養を吸収する胆汁をためる場所だ。

その後の数か月で、わたしは肝臓について膨大で詳細な知識を得て、すべての解剖学的関係を暗記した。肝臓のうしろには右の腎臓があり、足下には腸がとぐろを巻き、動脈と静脈が体のほかの血管系と肝臓を結びつけている。組織学という顕微鏡レベルで組織を学ぶ授業では、肝臓の拡大画像を山のように見た。生化学の授業では、肝臓が人体の代謝と、その複雑な恒常性《ホメオスタシス》の多くを巧みに支配、管理していることを学んだ。肝臓は人体の門番の役目も務めている。腸で吸収された食べ物は、すべて肝臓を通過する。そして、栄養はこのチェックポイントで分類・保管・代謝され、体の隅々にまで分配される。

人体のほかの多くの部分と同じく、親しい知り合いのように肝臓についてほぼ知り尽くしたと思えた。わたしは頭の中で各部や構成要素にまで分解でき、またそれを完全な形の肝臓に再構築することもできた。ただし、あくまで理論上のことだ。肝臓についてありとあらゆる必要な情報を暗記したあとでも、この臓器を知るための旅は続き、最終的には、肝臓を構成している細胞から患者の全身にまで及ぶことになった。そのプロセスで、病気、人生、そして意外にも食べ物に対する見方が変わった。

肝臓の最後の闘い

病院で働きはじめ、肝臓病の患者を診察するようになると、ホアンのような患者と、彼の人格を持たない肝臓とを一致させられるようになった。しかも、ホアンの顔を見れば、肝機能障害であることが一目瞭然だった。腹部は水がたまってふくらみ、くすんだ黄色の皮膚には、紫色の斑点状のあざがつぎはぎだらけの地図さながら散らばっている。黄疸《おうだん》として知られている黄色は、古くなった赤血球が流れこんできたときに肝臓がもはや処理できなくなったビリルビンの色だ。腹水は、肝臓が血中タンパク質を合成できなくなり、さらに肝臓への血液の流れが悪くなるために起こる。また通常なら、肝臓は血液の凝固を助けているが、その仕事を放棄し、出血が止まりにくくなるせいであざができる。こうして肝臓が働かなくなると、すべてが悪化の一途をたどる。

研修医のとき、生体肝移植をおこなっている病院で働いていた。そこでは、ホアンのように肝臓が最後の厳しい闘いをしている多くの患者を診察した。ほとんどの場合、患者の肝臓は長年にわたって少しずつ損傷を受け、悪化していた。たいていはアルコールが原因だった。少数の急性肝不全では、いきなり命にかかわる状態になる。たとえば、暑い日にマラソンをしていた青年が地面に倒れたときなど。深刻な熱中症ではよくあることだが、彼の肝臓は高熱によって壊れていた。あるいは、二十代の若い女性が解熱鎮痛剤を大量に飲んで自殺を図った場合に。過剰に薬を摂取すると確実に肝臓がだめになる。なぜなら肝臓は血液を解毒する臓器だからだ。

ホアンも急性肝不全の症例だった。かかりつけ医から処方されたありふれた抗生物質を飲んだあとで、いきなり肝臓が予想外の死のスパイラルに入りこんでしまった。特定の抗生物質は中程度の肝炎を起こすことがあるが、ホアンのような肝不全は非常にまれで、きわめて不運な副作用だった。しかも、防御しようがなかった。ホアンは四十代で、生まれてから一度もアルコールを口にしたことがない。病棟でわたしが新しいローテーションに入ったとき、彼はすでに何週間も入院していた。皮膚は黄色くなりお腹は腫れ、体は弱っていて、ひとりで立つこともできなかった。彼をわたしに託して去っていく研修医によれば、ホアンは肝臓移植リストの上位に入っていた。となると、わたしの仕事は新しい肝臓が手に入るまで、どうにかして彼を生かしておくことだった。

それからひと月というもの、予想される肝臓病の合併症が出ていないか、毎日彼を観察した。ホアンのような患者が出血死するのは何度も見ていたし、簡単にあざができる皮膚からして、頻繁に血液検査をして注意深く見守らねばならないと思われた。ある日、彼はコーヒーの出し殻のようなものを吐いた。胃酸に血が混じると、そういう外見になる。それは消化管出血を示唆していた。ただちに制酸薬の点滴を指示すると消化器科に相談し、入念な検査と観察を続けた。

腹水で臓器や骨盤靱帯《じんたい》が押されたり引っぱられたりして、ホアンはしじゅう痛みを訴えていた。そこで通常よりも少量の痛み止めを処方した。機能不全の肝臓では、ほとんどの薬剤を代謝できないとわかっていたからだ。痛みが耐えがたくなると、皮膚から長い針を刺して腹水を抜いた。毎回、数本の大きなボトルが一杯になった。腹水はてっぺんが泡立っている溶けたバターのように見えた。その治療によってホアンの苦痛は少しだけ軽減したが、またすぐに腹水がたまった。肝臓が手に入るまで、一時的な対処療法をすることしかできなかった。

一難去ってまた一難というような数週間が過ぎた。どのできごとも、人体内部で最大の臓器が広範囲にわたって仕事を放棄した結果だった。わたしは合併症が現れるたびに治療をおこない、移植チームからのいい知らせを首を長くして待った。ホアンはわたしの患者でいちばん容態が悪くなり、きわめて慎重に見守らねばならなかった。前日に生じた合併症によって夜は危険な状態が続いたので、朝の回診では彼がまだ生きているのが意外なほどだった。着実に悪化している血液検査の結果でも、なおも命がつながっていることに驚かされた。

ホアンの治療は、すでに家全体が焼け落ちているのに小さな火を消そうと駆けずりまわっているようなものだった。移植用の肝臓を待っているうちに亡くなるのは確実に思われた。

ひと月のローテーションのあいだ、肝臓が来るという知らせは誤報も含めてまったくなかった。たいていの患者は何か月も待つが、ホアンのような重篤な肝機能障害だと、もっと早く順番が回ってくるはずだ、とわたしは信じようとした。わたしがそろそろ別の病棟のローテーションに異動する頃、彼はますます具合が悪くなり、最初に会ったときよりもぐっと死に近づいていた。体が弱り、すでにほとんどなかった食欲がさらに落ちた。ホアンを担当する最後の日、わたしはホアンと妻のアンナに別れを告げた。彼女はほとんど毎日彼に付き添っていた。ホアンの肝機能障害がきっかけで短いあいだだが夫妻とかかわり、いくつもの苦難を切り抜けてきたので、大きな悲しみを感じずにはいられなかった。どの場合も、新しい緊急事態が起きるたびに、何度もホアンのベッドに呼ばれたことを思い返した。どの場合も、急いで彼を診察して病状を把握し、心配そうな目でアンナが黄色い顔のホアンを見守るまえで対策をひねりだした。わたしは夫妻を心配し、ともに移植を祈っていた。ふたりにとって多難な旅は続くだろうし、わたしはほんの一部を垣間見ただけで、次に進んでいかねばならない。ローテーション中の研修医は、感情的にひとつの場所にとどまれないのが常だが、わたしはホアンとアンナに対しては特別な絆ができたように感じていた。だから、彼が生き延びることを痛いほど願った。

すべての担当患者の診療を次の研修医にまかせることになり、異動の署名をしながら、ホアンは死期が近いと新しい研修医に告げた。それでも、移植を受けられるまでなんとか生き延びさせてほしい、と頼んだ。次の病棟で働きはじめると、新しい多数の患者の診察に追われ、ホアンは記憶の底に押しこめられてしまった。

医学と料理

じつのところ、医科大学に入るずっと前に、わたしは肝臓と出合っていた。子供のとき、わが家ではチョップド・レバーが祝日のごちそうとして出されたのだ。宗教的な祝日でも宗教と関係のない祝日でも、みんなの大好物の料理だった。わたしだけが気持ち悪い食べ物だと思っていた。不快なピンク色がところどころ残るくすんだ茶色っぽい色、ざらっとしたペーストの舌ざわり、腐敗したような鉄っぽい味——どうしても食べられなかった。

わたしの嫌悪感は、レバーが臓器だということとは関係なかった。だいたい、レバーの正体については考えたこともなかったし、もともと動物の腹部にあったものが母親のフライパンでタマネギといっしょにジュージュー炒められるにいたったとは思いもよらなかった。それに、生きるために必要だった肝臓が食べられてしまう動物に対しても、何も感じなかった。わたしの嫌悪は無分別なもので、外見、におい、味に対して「気持ち悪い」とプログラムされた反応だった。

しかし、医科大学で肝臓について知ると、わたしの見方は変わった。大学二年生のときに感謝祭の休暇で実家に帰ると、テーブルのいつもの場所にはボウルいっぱいのレバー料理が、ターキーとクランベリーソースといっしょに並んでいた。今年もまた親戚たちが大喜びで、マヨネーズで味をつけたおぞましいものをクラッカーにたっぷり塗りつけているのを眺め、嫌悪感が喉元にせりあがってきた。

しかし、今回はそれと同時に、肝臓の詳細な生態が頭をよぎった。一年以上、肝臓について勉強してきたので、わたしの記憶にはその臓器についての情報がぎっしり詰めこまれ、フォアグラにされるガチョウの肝臓さながら、脳が肥大していた。食べ物になって命を終えた動物ばかりか人体においても、その臓器が生命を維持するために重要な役割を担っていることを考えながら、ボウルのレバーを眺めているうちに、ふいにちがう視点が開けた。生物学で学んだ複雑な臓器がただの食べ物になるなんて、ほとんど魔法の変身のように感じられたのだ。すると、はじめてレバーを味わってみたいと思った。

わたしはスプーン一杯のベージュ色のかたまりをクラッカーに塗り、口に運んだ。人間の肝臓のグルコース産生や凝固因子について暗記した図表が、頭の中をぐるぐる回っていた。深く染みついた嫌悪感とレバーのドッグフードみたいなにおいと闘いながら、わたしはクラッカーを口に押しこんだ。ミネラルと肉の味がはじけ、それは記憶に刻まれていたものほど不快ではなく、オエッとならずに飲みこめた。それからもう一枚クラッカーを取った。さらに、もう一枚。大好物とまではいかなかったが、レバーと、生きている肝臓についての知識との関係に魅了された。しかも、わたしが受けた医学的教育は、伝統的料理を味わう家族たちに仲間入りをする触媒になることが証明された。

わたしはレバーを味わうことで、食全般の好みに新たな視点を持つようになった。どの人も、何を食べられるかについてそれぞれの見解があるし、どんな食べ物がぞっとするかについても異なった視点を持っている。食べられるものとぞっとするものをどこで線引きするかは、ようするに何を食べ慣れているかという問題なのだ。とはいえ、多くの人にとって、解剖学と食欲は完全に分断された世界にちがいない。たとえ、食欲が生存のためのものであっても。

わたしもかつては同じように感じていた。子供時代、肉といえば、スーパーマーケットの棚にある発泡スチロールとラップフィルムでくるまれた、元の形を連想させない赤い薄片でしかなかった。わたしの無邪気な頭では、すべての食べ物は食料品店からやってくるもので、それが店までどうやってたどり着くのかについては、ほとんど何も知らなかった。自分自身の狭い知識に守られて、肉が血まみれの過程を経ることを幸せにも知らないでいた。だから、肉が動物由来だということを考えないほうが食事を楽しめる人がいることは、よく理解できる。

しかし、人体について徹底的に学ぶと、動物の筋肉を食べるありふれた食事すら、興味深いものになった。ビーフの切り身を人体の筋肉と比較してみると、牛と人間の生体構造はかなり似ているとわかった。牛と人間では異なる名前が付いているだけなのだ。牛にはフィレミニヨンがあり、人間には大腰《だいよう》筋がある。牛にはリブアイがあり、人間には脊柱起立筋がある。人が生存中におこなうすべての動作にかかわる筋肉が、牛の死後には食用肉になる。実際の生物学的ちがいはないのに、視点ががらりと変わるのだ。

わたしが新たに得た料理への好奇心は、祝日のディナーの席だけでは終わらなかった。レバーを楽しんだことで、体の別の部分も食べてみたいという解剖学的な食欲が芽生えた。こうして医学と料理の教育は歩調を合わせて前進していった。腎臓学の授業で腎臓について学ぶと、地元のレストランでステーキ＆キドニーパイ〔牛肉と、牛または仔羊の腎臓を煮たパイ〕を試してみて、腎臓内を満たしている糸球体《しきゅうたい》と呼ばれる何百万もの血液フィルターは、ボリュームたっぷりで、心地よい歯ごたえがあることを発見した。人体の内分泌系で膵臓の役割を学ぶと、生まれてはじめて、料理では胸腺と呼ばれている膵臓を食べたが、風味豊かで食べごたえがあった。

免疫学の講義では、毎日、何千億もの赤血球と白血球が人の骨髄からあふれて血流に入るという驚くべき事実に茫然とし、はじめて骨髄のローストを食べたときには、経験したことがない新たなレベルの美味に驚嘆した。これが移民の祖母の大好物だったのも不思議ではない。解剖学的には、骨髄は体の中で非の打ちどころのない食材だ。なにしろ、体で最大の骨の空洞にぎっしりと詰まった幹細胞が、ローストするのにうってつけの脂肪の中に横たわっているからだ。しかも、そのすべてが一本の骨という調理器具におさまっているので、風味がぐっとよくなる。あとはただ加熱するだけだ。

肝臓は好むと好まざるとにかかわらず、食べられることがもっとも広く認識されている臓器だが、きわめて強烈な味がする。レバーの強いにおいで、残念ながら多くの人がほかのすべての内臓を食べることにそっぽを向くように思える。しかし、もっとおいしい内臓の選択肢ならたくさんある。レバーは、内臓料理の入門としてはふさわしくないかもしれない。

医学を学ぶことは、わたしの料理の視野を広げた。解剖学と生理学の知識は驚きを与えるとともに、すばらしい調味料にもなると教えてくれた。さらに、医科大学で気づいたように、歯を折らずに嚙むことができ、食道を突き刺されずに飲みこめるかぎり、動物の体はあらゆる部分を食べることができる。では、それでも食べられない部分は？　きっと、おいしい〝だし《ブロス》〟になるだろう。

もっとも解剖学的な食べ物

研修が終わりかけたときに旅をしたアイスランドで、人生でもっとも解剖学的な食べ物と遭遇した。レイキャビク郊外の友人を訪ねているときに、伝統的なアイスランド料理「スヴィーズ」を出されたのだ。渡されたディナー皿には、縦に真っぷたつに割られ、ゆでられた羊の頭がのっていた。あらわになった顔の断面は、わたしの解剖学の教科書にあった図そのものだった。大学の試験に備えて、何週間もわたしはその図を勉強していたのだった(ただし、羊ではなく人間で)。教科書の図にあったのと同じ眼球が眼窩《がんか》の脂肪に埋もれ、目を回転させる小さな筋肉に包まれていた。皿の上にむきだしになっている、紙のように薄い骨の渦に囲まれ蛇行した鼻腔は、中耳や副鼻腔への回り道を覚えるために、頭の中で何度も思い浮かべて暗記した経路と同じものだった。そして、歯列に垂れ下がっている動物の力強い舌は、舌が喉にくっついていることを解剖実習室の遺体からはじめて学んだときの喜びを思い出させた。それは子供のときから不思議でならない謎だったのだ。

動物の肝臓を食べる楽しみは知ったものの、皿からこちらを見つめている顔には、まだ心の準備ができていなかった。部位のわからない肉を切ったものや、肝臓のような隠れている内臓よりも、顔というのはずっと個人的な感じがするからだ。顔の裏側には本当の自分が隠されているし、顔は友人や愛する人を識別するものだ。羊の顔は、この動物が生きてきた一生をありありと思い浮かべさせ、その料理を作るためにどんな代償を払ったかをあからさまに伝えていた。わたしはフォークで、目玉の裏側から飛び出している視神経の真珠色の断端や嗅《きゅう》粘膜や舌の上にびっしりと並ぶ味蕾《みらい》をつついてみた。これらの感覚器官や神経はよじれながら脳につながっていて（スヴィーズではたいてい脳が取り除かれている）、この羊のために一生分の光景、におい、味をとらえてきたのだった。

ディナーの皿を鏡にして、自分の顔の裏側に何があるかを考えてみた。いくつもの感覚器官と、知覚の回路基板は人生におけるほとんどの経験をとらえてきた。そこにはこれまで口にした食べ物のひと口ごとの感動も含まれている。どんな人生を送っても、自分もディナー皿にのる羊と変わらない最期を迎えるのだ、ということをスヴィーズは教えてくれた。大きさにかかわらず、わたしがこれまでふれたり見たりしてきたものは、突き詰めれば刻んだレバーと大差なかった。解剖学と生理学という科学的な観点からは、生きている羊がアイスランド名物のディナーになって迎える死は、医師として患者の病に立ち向かった末に迎える死と少しも変わらない。やがて、わたし自身の死も、いつか同じプロセスの一部をたどるだろう。遺体を解剖することで、自分自身が何からできているのかを知り、自分の内部を間接的に見ることができたように、きわめて哲学的な食事をとることで、自分の体が何から作られているのか、はっきりと悟った。それは食べ物だ。

共感が加わったおかげで、わたしはスヴィーズを心ゆくまで味わった。眼球のまわりの脂肪はベルベットのような舌ざわりで甘みがあり、顎に付いた咀嚼《そしゃく》のための筋肉はびっくりするほどやわらかく、すすりこめるほどだった。人生の美しい複雑さを食べ物という形にすることは、けっして格下げではない。たんに視点をずらしただけだ。

レバーを食べることについての認識が引っくりかえったときも、客観的には何ひとつ変わっていなかった。レバーのにおいと味は同じままだったし、わたし自身の味蕾、嗅覚、脳と感覚器官をつなぐ神経系も変わっていない。外見上は、前とまったく同じだった。ただし、感情と結びつけられる脳の奥深い部分で、知覚にわずかな変化が起きたのだ。レバーをまた味わってみたいという好奇心がかきたてられたのは、その料理の裏側で何が起きているかを知ったからだ。ディナーテーブルを飾るレバーのボウルには、一頭かそれ以上の動物の命が費やされ、クラッカーに塗りつけられるまでに生物学的に複雑な物語が秘められていた。

ファーマーズ・マーケットの買い物客や地元の食材を支持する人々は、誰がそれを作り、どこで生産されたかを知ることで、自分が口にする食べ物とより強い結びつきができると考えている。これは動物からいただく食べ物においても同じだということを知った。人間や動物の体の構造とその機能を学ぶことで、食べ物となったものが、かつて体のどこでどのように役に立っていたかがわかる。それによって、口に入り、自分の体に取り入れられるものをいっそう深く理解することができるのだ。

医学の勉強は基本的な解剖学よりも、さらに深い理解を与えてくれた。動物の構造と生態を知っているからこそ、いい食べ物を見分け、それを上手に調理できるのだ。解剖学と食欲をつなげてくれたスヴィーズのおかげで、ありふれた食べ物にも動物の顔が見えるようになった。意外にも、食べ物はより個人的なものになったのだ。食べ物に共感することとそれを食べることは両立することを発見した。わたし自身の「気味が悪い」という感覚については、医学を学ぶことで偏食が改まり、料理についての認識が清められた。英国の詩人、ウィリアム・ブレイクが言ったように、知覚の扉が清められたら、物事をありのままに見ることができる――おいしいと。

共感への気づき

半年の研修ローテーションで病棟から病棟へ移動して働いているときに、わたしはある青年の入院患者を担当した。彼は腸感染症による激しい下痢と脱水症状に苦しんでいた。あわただしく朝の回診をしているとき、青年の担当看護師が病室の向こうから声をかけてきた。

「彼のお父さまが、先生をご存じなんですって！」

やらなければならない長いリストの項目をせかせかと消しながら、改めて患者の名前を見たが覚えがなかった。

その午後、わたしは退院して自宅に帰れるかどうか話し合うために、青年の病室に戻っていった。彼の病状は改善していたので、もう水分補給のための静脈内輸液は必要なかった。ベッドの隣には、サージカルマスクで鼻と口を覆ったジーンズと野球帽のスリムな男性が立っていた。患者の退院について持ちださないうちに、彼はマスクをずらして顔を見せた。

「ホアンです」。彼は満面に笑みを浮かべた。「肝臓をもらえたんです」

わたしはその顔をまじまじと見つめた。目と肌はもう黄色ではなく、やつれていた顔には肉が付いていた。死の淵にいたホアンしか知らなかったので、頭の中でそういうふうに定義されてしまっていた。目の前の男は健康そうで、わたしが毎日診察していた、腹水のたまった突き出た腹はどこにもなかった。いまは自分でしっかり立っていたが、最初に会ったときはふたりに両わきを支えてもらわねば立てなかった。ホアンは変身した。彼の体は正常に機能する肝臓の移植という魔法の治療で回復したのだ。

ホアンが握手の手を差しのべたので、わたしはその手を握った。喜びと安堵で涙があふれた。医師として働いていて、それはめったにない機会だった。彼の背後では、妻のアンナがわかっているわ、と言わんばかりの穏やかな微笑を浮かべていた。

経験を分かち合うことは共感に必要な要素だが、医学的知識はさらに共感を深めてくれる。客観的に指摘できるものは何もないが、ホアン、アンナ、わたしは頭の中に理解と記憶を共有していた。ふたりの人生のもっとも困難な時期に、ほんの短いあいだ参加していただけだが、そのぞっとする深淵を知っていたし、ふたたび会ったときも、ここにいたるまでどういう経験をしてきたのかうすうす察することできた。

病院のせわしなさで患者が途方に暮れることはよくある。医師と看護師は行ったり来たりし、忙しい研修医はあちこち駆けずりまわって頻繁にローテーションの異動があるので、医師も患者も見知らぬ顔のままだ。結果として、病院内では医師と患者の深い絆はめったにできない。患者が急を要する医学的問題を抱えているとき、患者の人間性を認めたり、病院での治療の陰にある人生の物語に気づいたりするのはむずかしい。そのため、あわただしい医療業界では共感が築かれにくいものだ。わたしは数えるほどしか患者について覚えていないが、ホアンはずっと記憶に残っているひとりだった。

初診の患者と会うたびに、以前の患者との経験に照らして、新しい患者の物語をいくらか推察することができる。たとえば肝疾患の人々は、肝機能障害であることが顔に出ているので、そのかすかな兆候に気づくと、体の内側の見えない部分で何が起きているかをうかがえる。ホアンのような患者とアンナのような配偶者に出会ったおかげで、この特別な臓器が機能不全に陥っていくときに、人は何を経験し、何を抱えているかについてもつぶさに見てこられた。

過去に肝臓移植を受けた患者たちに会うとき、元気で健康そうに見えても、それまでどんな経験をしてきたかをわたしは知っていた。その体が病気と痛みに耐え、死のすぐそばまで行きかけたとき、幸運にも移植を受けられたのだ。わたしは肝臓病を経験したことはないが、そうした病状をたどった人たちをたくさん見てきた。医学的知識と医師としての経験があるおかげで他人の生活をより深くのぞきこみ、目に映る以上のことを理解できた。まさに食べ物がどこから来たのかを知るのは、ほかの生き物の経験を理解することであるように。味覚と同じく、共感が生まれるのは五感や顔の神経からではなく、人生の裏側に隠れたものに気づくことからだ。人間への共感も、動物への共感も、相手がどのように生きているかを知ることにほかならない。

肝機能障害になったのが自身のせいではないホアンのような患者だと、当然、こちらとしても共感がわく。しかし、もちろん肝硬変になるまで酒を飲んだ患者も担当したし、そうした人々も共感を必要としていた。小児科だと、どんな医学的問題があろうと患者は悪くないので、共感を抱くのがたやすい。一方、大人の患者の場合、その反対の場合が多い。殺人者や小児性愛者を診察したときなど、共感を持とうと必死に努力しなくてはならないこともある。結果として、患者に対して嫌悪感と同時に思いやりも示すことを身につけた。医師の仕事の本質は、相手が過去に何をしたにしても、ひとしく患者として接することだ。共感は必ずしもすぐに持てるわけではないが、つねに大切なものである。

第6章 松果体——睡眠の守護者

医科大学の三年生のとき、病院での実習の初日に、わたしは午前五時四十五分という早い時間に起きた。空は暗く、東の地平線にある太陽の光はまだ弱々しかった。シャワーを浴び、服を着て、ぼうっとしたまま急いで歩いていく通りは不気味なほど誰の姿もなく、朝の薄明の世界は地球滅亡後のように見えた。病院に着く頃には、昇りかけた太陽の光がようやく射してきて、空は紺色からアクアマリン色になった。ようやく今日という一日もわたしも、空気を吸いに深海から浮上してきたかのようだった。昼間の空のおなじみの色は不思議なほど心をなぐさめてくれた。わたしは内科でローテーションを始めることになっていた。

引き継ぎ、つまり当直の研修医が担当する患者を朝の研修医と医学生のグループに引き継ぐのは、きっかり六時半だ。わたしはどう見ても朝型人間ではないが、遅刻は重大な罪だ。夜勤を終えて疲れた研修医は、早起きした医学生などよりも、よほど睡眠を求めていた。

こうして、わたしの概日《がいじつ》リズム、すなわち眠ったり起きたりするサイクルの訓練が始まった。

わたしはある患者を担当することになった――肺炎で入院してきた高齢者だ。教室で二年過ごしてきて、これが本物の医師のように行動するはじめての機会だった。彼の病室に行き、指導医に病状を報告できるように病歴を聞き、診察をしなくてはならない。できるだけそっと患者の病室に入っていくと、患者は鼻に酸素チューブをつけて眠っていた。わたしは前日にプリントアウトした、滑稽《こっけい》なほど長い質問リストをはさんだクリップボードを手に、指導医に会うまえにやるべきことをすませることにした。

しかし、患者を起こすのはためらわれた。半身に降り注ぐ窓から射しこむ朝の光の中で、いびきが大きく響いていた。いびきは閉塞性睡眠時無呼吸症候群を意味する可能性があると知っていたが、ベッドわきのモニターの酸素レベルは正常だった。

何度か彼の足を軽くたたいてみたが、いびきは弱まることもなく続いた。戻って、どうしたらいいか研修医に訊こうかと迷ったが、なんとかするように、と言われるとわかっていた。研修医もまた、指導医に報告するまえに診察する長い患者リストがあるのだ。この患者の診察はひとりでやりぬくしかなかった。

「失礼します」。わたしはそっと声をかけてみた。反応なし。

足を揺すぶってみた。それでも反応なし。

「すみません！」。少し大きすぎる声で叫んだ。

ぎくりとして彼は目を開けた。わたしは自己紹介をすると、すぐさま質問を浴びせた。相手がまだ眠そうな目つきにもかかわらず、矢継ぎ早に。集中砲火を終えると、毛布をはいで診察をした。訓練されていたとおり、心臓と肺の音に耳を澄ませ、おなかを押す。医療従事者の一員としてはじめて患者を相手にしたとき、わたしが最初にやったことは、病気の高齢者を深い平和な眠りから引きずりだすことだった。

焦点の定まらないぼんやりした目つきの彼をあとにして急いで病室を回り、疲労で頭にもやがかかった状態で午前の残りをどうにか過ごした。早朝の時間厳守で、わたしはぼろぼろになっていた。新しい仕事着のためもあった――襟《えり》付きシャツとネクタイが頸《けい》動脈を危険なほど締めつけ、回診でずっと立っていたせいで硬くて黒い靴は足を痛めつけていた。コーヒーはもはや朝の贅沢ではなく、回診をやりとげるために必要な薬だった。わたしにとってはいわば生化学的な松葉杖である温かいカップから、仕事の合間にコーヒーをすすった。

外科はさらにつらかった。毎晩眠るまえに、目覚まし時計を午前四時半という悪魔のような時間にセットした。内科のフォーマルなシャツとネクタイの代わりに水色のスクラブを身につけ、半分眠っている朝五時にはまさにパジャマみたいに感じられる服装で、電車に乗って病院に行った。毎朝、病院のある駅に着いて目を覚ますたびに、もっと電車に乗っていたかったと思った。病院と外科回診のマラソンに向かって歩いていくときも、空は真っ暗で、星がいくつか瞬き、日の出の気配はまったく感じられなかった。

仲間の医学生たちといっしょに、わたしは外科の指導医と研修医のあとをついて、病院の上階をさまよい歩き、術後の患者をひとり、またひとりと起こしていった。わたしたちの最初の質問は術後におならが出たかどうか、ということだった。それは予想された術後のうたた寝から腸が目覚めた兆候だった。質問し、聴診器をあてがっているとき、患者は完全に目を覚ましていなかった。たいてい、誰も便通がなかった。わたしもなかったが。

外科の回診にはひとつなぐさめがあった。そうした朝、頭にかかったもや越しにおならの話を繰り返していると、いきなり光が射してきて目がくらんだ。わたしの疲れた目では近くのものに焦点を合わせるのがむずかしく、本能的に遠くを見てリラックスしようと、病室の窓の向こうを眺めた。すると地平線には、燃える炎を思わせるまばゆい深紅の色が広がり、その周囲にはオレンジ色のハイライトが渦を巻いていた。晴れた日には、東向きの病室の外では息をのむようなショーが繰り広げられる。それはつらい回診のありがたい気晴らしになった。というわけで、ありえないような早朝勤務のおかげで、ニュージャージー州カムデンの都会の外科病棟で、太陽が見せてくれる朝のすばらしいショーを生まれてはじめて目にしたのだった。毎朝、東の地平線から吐き出された火の玉が、毎晩、西にのみこまれていくショーを。

朝型か夜型かを決める松果体

医療業界は朝が早いので、自分の体が耐えられるだろうかと心配だった。十代のときはもちろん、大学に入ってもわたしはずっと夜型人間だった。予定が入っていなければ、たいてい昼ぐらいに起きた。概日リズムの研究者の専門用語だと、わたしは暗闇でホーホー鳴く有名な鳥のハンター、「フクロウ」で、夜になると活発になった。対極にあるのが「ヒバリ」で、曙光《しょこう》に合わせてオペラを歌う小さな鳥のように朝早く起き、朝に元気いっぱいな人々だ。どちらかの傾向が強い人は、理論的には本来の概日リズムに合う仕事や生き方にひかれるので、わたしは自分の仕事の選択に不安を覚えていた。

睡眠スケジュールを医療業界に合わせるのは、自分の松果体《しょうかたい》が頼りだった。松果体とは、脳の中央にある豆粒ぐらいの大きさの組織で、人体の眠りのスケジュールをつかさどる器官だ。ただし、内分泌的には、いとこで隣人の脳下垂体ほど知名度はない。眠る数時間前に、松果体からメラトニンというホルモンが髄液に滴《しただ》り、体に眠る準備をさせる。そのプロセスが夜の早い時間帯に起きる人々はフクロウではなくヒバリで、早く寝て、すっきりした気分で朝早く起きられる。わたしには理解できない感覚だ。

フクロウがヒバリになるためには、つまり、脳を変えるためには定期的に太陽の光にあたる必要がある。光は人体にあたっても皮膚でとどまる。目を通してだけ、太陽光は不透明な被膜を通過して体の奥にまで入っていける。それによって松果体まで信号が届けられるのだ。光は松果体のメラトニンの分泌を停止させ、体に睡眠時間が終わったことを知らせる。研究によれば、安定したまばゆい光源ではなく、夜明けのようにだんだんと明るさを増していく光であっても、目に入ると、体の概日リズムを同調させる強力な信号になることが証明されている。当時はそのことを知らなかったが、外科の回診で日の出を眺めることは、松果体を調律しなおすのに役立っていたようだ。

その訓練はたしかに効果的だった。医学生としての勉強が終わりに近づいた頃には、翌朝、まったく使いものにならなくなるのを避けるために就寝時間のことで苦労する必要はなくなっていた。それどころか、努力せずに早くベッドに入ることができるようになり、医療従事者の苛酷なタイムスケジュールが、ついにわたしの松果体に染みこんだようだった。夜明けの町のがらんとした通りも、かつては不気味に感じられたが、その静謐《せいひつ》な美しさに心から安らぎを覚えるようになった。やがて、休みの日も太陽とともに起きるようになった。

わたしはヒバリに変わったのだ。おかげで、多くの気づきがあった。まず医師も自然界も同じ朝のリズムで動いていること。引き継ぎに間に合うように起きることで、休日にも早起きして山に登ったり、釣りをしたり、野生の食べられるキノコを収穫したりできるようになった。早朝はキノコも含め森のすべてのものが新鮮だったし、野生生物を見るにも最良の時間帯だった。太陽が昇ってくると、ひと晩じゅうトウモロコシ畑で餌《えさ》を食べたり跳ね回ったりしていたシカは、ねぐらに帰っていく。慣れた朝の道を歩きながら、シカは小枝や木の芽をかじるが、ほかの動物たちを起こさないように気をつけている。

わたしは太陽とともに目覚める能力を身につけたことを誇りに思っていたが、あとで知ったところによると、フクロウからヒバリへの転換はさほど珍しくないようだ。ペンシルベニア大学で眠りの生態について研究しているデイビッド・デンジス博士によれば、多くの思春期の若者はフクロウの段階を経験するが、それは生まれもった生態のためではなく、社会の行動様式によるものだろうということだ。青春時代にわたしが寝るのが大好きだったのもそのためかもしれない。大半の人の概日リズムは両極端の中間だとデンジス博士は言っているので、わたしはずっとヒバリだった可能性もある。

概日リズムについては、体温の測定によって大半のことがわかる、とデンジス博士は説明した。メラトニンが分泌されると体が熱を放出するので、眠る数時間前に寒気を覚えることがある。太陽光が松果体のスイッチを切ると、また体温は上昇する。新しく昇ってきた太陽が夜の寒さを追い散らし、大地がまた温められるように。そして毎朝、太陽光を強力な薬として浴びることは、松果体のリズムを整えるのに役立つ。まさに、わたしが経験したことだ。

起きて寝る、という一日のサイクルは、地球上のほとんどの生物のリズムだ。人間ばかりか、動物、微生物、植物の一部にもそれが見られる。地球が自転すると、その住人たちは太陽の日差しの中に出たり入ったりを繰り返し、血中のメラトニンのようなホルモン値は、上がったり下がったりする。松果体は人間の生体構造と生理機能が外界と調和し、音楽的なリズムを保つのに役立っている。足が大地を踏み、肺が空気を取りこむように、松果体は人間のすべての細胞を太陽と結びつけるのだ。

朝の回診はひと苦労

研修医になると、患者のリストは二、三人から十人にまでふくれあがる。ときにはもっと多いこともあり、朝の忙しさに拍車がかかった。朝の九時に予定されている指導医との回診でそれぞれの患者について説明し、その日の予定を報告しなくてはならない。それまでに、わたしは患者全員の病室を訪ね、具合はどうか、病状が改善したかをたずね、処方した薬で副作用が出ていないか確認してから診察をすませた。それから、新しい臨床試験と画像読影のおさらいをして、患者の差し迫った問題について専門分野の指導医に相談し、わたしの知識に欠けている病気と薬についての情報を調べる。そのあとで、指導医に会うのだった。指導医は回診のときにほかの人々の前で研修医の知識を試したり、「さらしもの」にしたり、どんな些細なことをたずねたりするかわからないので、こちらはほぼすべてについて知っておかねばならなかった。

わたし自身の「予備回診」は朝の六時半に始まり、たいてい眠っている患者を起こすことになった。病室に入っていったときに患者がすでに起きていると、ほっとした。起こさなくてすむからというより、寝ぼけている患者の意識をはっきりさせる必要がなく、すぐに質問に答えてもらえそうだからだ。手早く一連の質問をしてから、あわただしく診察をすませると、できるだけ早く病室から出なくてはならなかった。患者がややこしい質問をしたり、現在の入院とは関係のない慢性的な疾患について相談したがったりすると、わたしはつねに時計に目をやりながら、ぎこちなくその話を打ち切ろうとした。

わたしは毎日、九時の回診に間に合うように仕事をこなそうと努力していた。朝のうちにやることリストを片付けられないと、遅れを取り戻すため、その日はいらいらしどうしになる。患者の容態が改善しないと、その症例についてもっと考えなければならなかった。症状についてほかの原因を検討したり、追加の検査を決めたり投薬を試してみたり、誰かに電話で相談してみたり。ただでさえ時間がないのに、ますます時間がとられた。

予備回診を終えると、急いでミーティングをするカンファレンスルームに行き、指導医に患者の容態について報告した。ほかの研修医もすでにそこにいて、それぞれ相談しなくてはならない患者を抱えているはずだったがずいぶん落ち着いていて、すぐにでも回診に出られそうに見えた。仲間たちは自分よりも有能なのだろうか、それとも、わたしよりも早い時間に情け容赦なく患者を起こしているのだろうか、とよく思ったものだ。

睡眠の重要性

睡眠は一日の三分の一を占めるだけだが、健康な概日リズムの基盤となる。多くの研究によって、人体に対する睡眠の重要性があきらかになっている。循環器疾患、肥満、糖尿病も含め、さまざまな病気の経過は、睡眠不足の患者の場合あまりよくない。とはいえ、わたしも、わたしが働いている病院のシステムも、患者の体に対する睡眠の必要性をいちばん無視しがちだ。研修医にとっては、自分たちの睡眠の必要性のほうがもっと差し迫った問題だった。十分な休養をとらないと何かを判断することがまともにできず、医療ミスが増え、ひいては患者に影響を及ぼすと、さまざまな記事で取り上げられている。それでも、自分が仕事に慣れて十分な睡眠をとれるようになっても、患者が入院中にたっぷり眠れる可能性はあまりない。

医学文献を読んでいて、入院患者のあいだに睡眠障害が急増したという研究に注目した。夜間の定期的なバイタルサインのチェックが、患者の睡眠を妨害する最大の理由になっているという。自分もその問題に加担していることに気づいた。容態が悪化する早期の兆候として、熱や心拍数や血圧の変化を把握しようと、定期的なチェックを機械的にオーダーしていた。

別の研究では、医師や看護師に都合のいい投薬管理は、患者にとっては不都合だと糾弾《きゅうだん》していた。これもまた、病院の毎日のスケジュールによるものだ。患者に朝の投薬を指示するとき、コンピューターのアルゴリズムは初期設定の投薬時間を午前八時にしているので、それを変更しようとは考えもしなかった。なにしろ、自分自身は完全に目が覚め、カフェインをとり、その時間までには予備回診をほぼ終えていたからだ。

病院の人工光が問題だと指摘する研究もあった。夜どおし廊下で蛍光灯がついていることで患者の松果体に誤った信号が送られ、体内で生理学的な睡眠開始時間が混乱してしまうのだ。自然光は松果体を健康にするが、入院患者はめったに自然光を浴びることがない。相部屋で窓から遠いベッドだとなおさらだ。多くの患者にとって、病院はできるだけ長くギャンブルをさせるために時間の感覚を失わせるカジノと似たようなものだ。

わたしが目にした睡眠障害のもっとも悲惨な結果は、入院による譫妄《せんもう》だ。高齢で弱っている人、とりわけ認知症の人々にはよく見受けられる。患者が混乱してまごついたり、精神障害を発症したりするとき、病気や投薬も含めさまざまな原因があるが、概日リズムの乱れによる睡眠不足もその一因になっている。向精神薬の点滴では、動揺している患者を落ち着かせるのにほとんど役に立たない。この問題を知り、自分自身もその一因だとわかったが、仕事を終えるためには見て見ぬふりをして大急ぎでこなさなくてはならなかった。

病院で昼となく夜となく鳴る耳ざわりなアラーム音も、睡眠不足を招いている。病院が自然の中に設置されていれば、誤報アラームを発する心臓モニターも、遠くの病室で鳴る点滴ポンプの閉塞アラームの甲高い音も、鳥のさえずりになっただろう。指導医も上級研修医も睡眠問題について口先だけは賛同するものの、入院患者の状況を改善するためにわたしの仕事を調整したり、予備回診のスタイルを変えたりする時間はとうていとれそうになかった。忙しい研修医のわたしの脳は、病院の耳ざわりな音を閉めだすことにすでに熟練していた。そして、たちまち患者の睡眠の必要性にも鈍感になっていった。

安らかな眠りのために

研修医一年目が終わる頃、わたしはテッドという患者と出会った。入院してわたしの担当になった三十代なかばの男性だ。その数か月前、絶え間ない腹痛と体重減少で、彼はかかりつけ医を訪れた。血液検査の異常値を指摘されて画像検査をおこない、進行性の胃がんだという診断が下された。わたしが担当したときには、とうに手術、放射線、抗がん剤の治療を終えていた。失神して入院することになり、担当のがん専門医は水分とバランスの崩れている電解質を点滴によって補給すれば気分がよくなるだろう、と診断した。

病室でテッドに会ったとき、彼はやつれて見えた。目は落ちくぼみ、金髪は薄くなり、化学療法によってところどころごっそり抜け落ちていた。声があまりにも弱々しいので、質問に対する答えを聞きとるために身をかがめなくてはならなかった。若い妻サマンサにも会ったが、無表情な十一歳と九歳の子供たちの前では冷静でいようと努めていたにもかかわらず、泣いて取り乱していた。とてつもなく大きな、手のほどこしようのない悲劇に見舞われ、テッドの妻は外見も精神も動揺していた。かたや夫のほうは体の中が静かに壊れつつあった。

それから数日にわたって、わたしは仕事に行くまえにシャワーを浴びながらテッドのことを考えた。回診のときに彼を起こすのはつらかった。彼の眠りを破ると、悪夢であってほしいと願っているような厳しい現実に引き戻すことになる。患者を起こすことには慣れていたが、テッドの場合は例外だった。彼があまりにも具合が悪そうで、あきらかに末期症状だったので、ほかの患者のように彼の眠りを邪魔するのはまったく無意味に感じられたのだ。

四か月前の診断以来、テッドは入退院を繰り返していて、彼のカルテは大量の医師のメモ、検査、悪い報告で埋め尽くされていた。それを読むと、自分はテッドの末期的衰退を見守る大勢の医療従事者の列に加わるにすぎない、という気がした。わたしは早朝に質問を浴びせる医師のひとりでしかなかった。

それでも、九時までにリストをこなすとんでもない忙しさのせいで、わたしは彼が目を開くまで足を軽くたたいた。毎朝、やせた体に冷たい聴診器をあて、乾いた喉をペンライトで照らし、へこんだおなかを手でさわり、現実に引き戻した。眠りのぼうっとした状態が晴れると、恐ろしい現実が改めて感じられたことだろう。日々、改めてぞっとする診断を下されているようなものだったのだから。食欲（つねになかった）と痛み（つねにあって変化なし）についてたずねると、わたしは大急ぎで別の患者を眠りから引きずりだすために立ち去った。

テッドを担当した短い入院期間は、死にぐんぐん近づいている道が少しだけ回り道をしたにすぎないと思えたが、それでも診察は続けた。点滴をして、胃がないにもかかわらずおいしくもない食べ物をとるように勧め、むだに彼の血液検査の結果を追い、退院したらすぐにまた数値が下がるとわかっていたが、いつまでも低レベルのマグネシウム、カルシウム、カリウムを補給した。

毎朝、わたしを引きとめて、こんなふうに言うのではないかと予想した。「ぼくが死にかけていて、あなたにもほかの先生にも、もう何もできないことはお互いにわかってますよね。遅くまで寝かせてもらったら、先生にご迷惑をおかけするでしょうか？」。しかし、彼はそういうことをいっさい口にしなかった。そして、一日に二度のあわただしい会話では、わたしも患者も、予後については一度も話題にしなかった。そうした会話は、もともとテッドの担当医だったがん専門医にまかせていた。それに、がん専門医がテッドと妻と毎日じっくり話し合いをしているのは知っていた。数か月前にはじめて診断を下したときから、がん専門医はふたりを知っていたし、医療の観点からすると長期にわたる関係だった。

テッドが退院して数か月がたってから、わたしは彼の記録を調べた。最後の診療記録は担当のがん専門医が書いていて、彼が自宅で亡くなった夜について数行が記されていた。病院ではなく、自宅で亡くなったことにほっとした。無理やり起こしにくる医療従事者から解放されて、最後の数日は思う存分眠っている彼の姿が目に浮かんだ。

テッドとの経験後、自分に新しいルールを課した。本当に緊急事態ではないかぎり、眠っている終末期の患者を起こすのをいっさいやめることにしたのだ。その代わり、健康と長寿の夢を好きなだけ見てもらう。そのほうが思いやりのあることだろうが、自分が担当した患者全員にそのルールを適用するわけにはいかなかった。それでも、わたしは予備回診をより効率的にすませるようになっていたので、自分で決めたことをスケジュールに入れる余裕と自由が多少ともできていた。そこで、指導医の期待にこたえるようにしながらも、限られてはいたが余力をその方面に使うことにした。

回診前に患者全員を起こさずに何人かは眠らせておき、担当していた夜勤の看護師から聞きだした情報に基づいてその日の計画を立てた。また、そのほかにも睡眠妨害の埋め合わせをしようとした。たとえば、病院の絶え間ない騒音を遮断するために耳栓を積極的に勧めたり、「起こさないでください」という札を病室のドアにかけたりなど。夜中にバイタルサインをチェックする指示について見直し、どの患者がより容態が急変しやすいかを考えるようになった。大半の患者にとってそのリスクは少なかったので、夜中のチェックをもっと健全な時間に移行した。

睡眠を妨害する医療システムの中で、ひとりの医師ができることは限られているが、一人前になると、終末期であろうとなかろうと患者を寝かせておくことがもっと自由にできるようになった。ほかの医師は特段の理由がないのに、あまりにも早く、あまりにも頻繁に患者を起こすかもしれない。しかし、わたしは患者をそのまま寝かせておくために、できるだけのことをした。

脳の奥深くにある謎の器官

松果体は、研修医時代にはほとんど考えることがなかった器官だ。ほぼ感染症にならず炎症も起こさず、脳全体の脅威となるような大きな問題がなければ、傷つくこともない。ゆえに、めったに松果体に注目することもなかった。ありとあらゆる病気に苦しむ患者が治療のためにやってきたが、一度も松果体の病気は見たことがない。松果体に腫瘍ができることがあるとは学んでいたが、きわめて珍しい疾患の患者を診察したことはなかった。

それでも、入院患者が睡眠不足のために有害な副作用を受けていると知り、松果体が健康に与える微妙な影響について学んだ。入院中の睡眠障害は病気の回復をまちがいなく阻害するが、健康な人間の場合も、忙しいライフスタイルとスマートフォン、テレビ、コンピューター画面の偽の太陽光によって睡眠が妨げられている。結果として、人体の自然のリズムは混乱させられる。睡眠不足の個人的、社会的な広い影響は目下まだ研究中なので、松果体を理解することはその問題への対応に役立つだろう。

松果体は今も謎のままだ。機能がまだ解明されていない最後の内分泌腺である理由のひとつは、手の届かない脳の奥深くにあるからだ。広範囲にわたる生理学的な重要性は、今後解明されるだろう。メラトニンは免疫系に影響を与え、体が感染症と闘うのを助けているという研究もある。腫瘍と闘う特性すら持っているという研究もある。さらに、メラトニンの錠剤を睡眠導入剤として服用すると、何の効果もなかった患者がいた反面、めざましい効果が出た患者もいた。人体の概日リズムは体に深く染みついているので、よくも悪くもそれを操作することは、わたしたちにはよく理解できない繊細な技なのだ。

病院内でも、新しい動きが始まりかけている。医師も看護師も医療システムも、安らかな眠りの重要性に前よりも注意を払うようになってきたのだ。騒音を減らし、自然光を増やした病院もある。医療活動では珍しい、無料で副作用もない医療介入だ。睡眠はいまだに人体における最後の謎のひとつだ。その重要性や心身を回復させる特性はよく知られているが、どのように心と体をリフレッシュさせるのかは、まだはっきりとわかっていない。そして睡眠の守護者である松果体は、いまだにほとんど解明されていない数少ない人体の器官のひとつなのだ。

第7章 脳——世界を見るための深遠な展望台

　ヒマラヤの高地では、頭痛はただの頭痛ではない。人体がその土地に適応していないしるしだ。ネパールでもっとも人気のトレッキングルート沿いの診療所で働いていたとき、毎日、わたしは頭痛、吐き気、めまいの患者を診察した。海抜ゼロのＥＲだったら、こうした症状は頭蓋内の大惨事を暗示しているので警戒したかもしれない。しかし、このような高地だと診断はずっと簡単だ。高山にいるために、患者たちはひどい気分になっていたのだ。

　診療所の仕事を引き受けたのは、おもに自分が山と旅を愛していたからだが、厳しい環境が人体にどういう奇妙な影響を及ぼすかについて、もっと知りたいという気持ちもあった。わたしの旅は、ネパールでも高度の低い、暑くてほこりっぽい首都カトマンズで始まった。高地での健康維持はきわめて特殊な分野で、医科大学では何ひとつ習わなかったので、まずそこで高山病の診断と治療法について訓練を受けた。

高山病は、どの臓器よりも脳に深刻な影響を与えるが、それも当然に思える。というのも、脳は臓器でもっとも高い位置にあるからだ――少なくとも直立しているときは。脳はほかの点でも、人体でもっとも高位の臓器だ。いわば臓器の重役で、頭蓋というえらそうな場所から、ほかのすべての臓器を監督している。脳は舵《かじ》をとり、レバーを引き、舵輪《だりん》を回す、人体という船の船長なのだ。脳を構成し、枝のように分かれた部分で電気信号を伝える神経細胞（ニューロン）ですら、体内のほかの細胞よりも複雑で堂々としているように見える。

ただ、脳の機能はもっとも先進的な神経科学の研究でも、ほとんど解明されていない。人間がその中に住んでいるというのに、脳はいまだにブラックボックスだ。この臓器の中で、どのように意識が作り出されるのかはっきりわかっていないし、どこで脳が終わり、どこで精神が始まるのか、その正確な地点についてはいまだに研究途上だ。ひとつわかっているのは、海抜から高くなればなるほど脳は腫れるということだ。

二千九百階で起こること

エベレストがビルで海抜ゼロが一階だとしたら、その頂上は二千九百階になるだろう。わたしは有名なアンナプルナ・サーキット〔アンナプルナ山群周囲の村々を結ぶトレッキングコース〕沿いのマナンというヒマラヤの村で働くことになった。高地の村に泊まるために、一階からエレベーターに乗ったら、途中で耳がジンジン痛くなるのに加え、おそらく生涯最悪の二日酔いの症状で真夜中に目覚めるだろう。ズキズキする頭痛、吐き気、倦怠感は、もっとも軽い高山病である急性高山病（AMS）の典型的な症状だ。高度がより上がるともっと具合が悪くなり、脳の腫れが命を脅かすほどになる高地脳浮腫（HACE）を発症することもある。高山病で命を落とすのは、ほとんどがHACEのせいだ（山で亡くなる大多数の人の死因はもっとありふれた肉体的損傷、たとえば滑落、雪崩《なだれ》の下敷き、心臓発作、脳卒中などだ）。

高地で肺に水がたまることもあるが、ヒマラヤのような高い山を登るときに経験する大半の症状は、脳に影響を受けるからだ。標高が高くなると、どうして脳の生理機能にこのような不快で、死にいたりかねない変化が起きるのかはいまだに謎だ。未知のメカニズムと、気圧と酸素濃度の低い薄い空気で、脳内の血管から体液が漏れるのだ。

カトマンズで受けた研修では、脳そのものと同じように標高の特性も、医学では謎のままの未開拓分野だとわかった。しかし、謎にもかかわらず、高山病の不快な症状はたいてい避けられるものだ。体が順応するのに時間をかければリスクは最小限にできる。一日あたり四百八十メートル以上は高度を上げないのが安全だ。わたしはその慎重な速度で登ったところ、マナンまでは一週間かかった。

わたしはニュージーランド出身の同僚医師、ネパール人の通訳兼コック、それに妻といっしょに気温の高い熱帯からトレッキングをスタートした。出発点では斜面に棚田が作られ、太陽に温められた岩の上をトカゲが走り回っていた。雲の合間から轟音《ごうおん》を立てて流れ落ちる無数の滝は、まだ霧に隠れている頭上の山々から流れてきたものだった。毎日少しずつ高度を上げていくと、熱帯林はゆっくりと温帯林に変わっていき、水田はじゃがいも畑になっていった。一週間後には、北端でしぶとく生き残っているカバノキとモミが現れた。ヒマラヤの高地にとても順応している動物であるヤクの肉を薪《たきぎ》のコンロで乾燥させたものが食事に出された。雲の向こうに雪を頂いた山並みがのぞきはじめると、地元の人々が信仰する宗教はヒンドゥー教から仏教に変わった。寒風にたなびく色あせた何枚もの祈禱《きとう》の旗タルチョが、ついに高地にたどり着いたことを教えてくれた。

マナンにあるヒマラヤ救難協会の診療所は、海抜三千二百メートルのところに建つ。診療所のドアのすぐ外には、氷河がちりばめられた山脈がさらに三千二百メートル上へとそびえているので、首を伸ばし、想像力をはばたかせて仰ぎ見た。四方を絶壁に囲まれた谷間の村は、理想郷《シャングリラ》になれる要素をすべて備えていた。なにしろ神話に出てくるような高地の楽園で、雪を頂く峰々に囲まれ、平和なチベット人仏教徒が暮らしているのだから。

しかし、到着したとき、高地が人体に、とりわけ脳にふるう破壊行為によって楽園の物語はかすんでしまった。ゆっくりと慎重に高度を上げてきたにもかかわらず、グループの誰よりもわたしは頭痛、吐き気、食欲減退に苦しんでいた。だから、はじめてAMSの診断を下したのは自分自身に対してだった。ゆっくりと高度を上げても完璧な予防法にはならない。というか、そんなものは存在しないのだ。

ヒマラヤ救難協会の会長はAMSとHACEをひと続きの症状として考え、脳の腫れで重症度を決定してほしいと言った。医師として、わたしは自分自身の腫れた脳に好奇心をかきたてられると同時に、いささか不安になっていた。自然愛好家として、高山病の症状をより上手に予防する方法を学びたかった。そうすれば、マナン周辺をもっと探検できる。なによりひとりの患者として、頭痛がおさまってほしかった。

高山病になりにくい高齢者の脳

とりわけ脳の場合、ほかの臓器とはちがい、ちょっとした腫れも大きな問題を引き起こす。たとえば肺はつねにふくらんだり、しぼんだりするように作られている。おまけに、骨が平行に並び筋肉が付いた胸郭に保護されていて、それが肺といっしょにふくらんだり、しぼんだりする。かたや脳を保護する頭蓋骨は、非常に硬くて動かない。新生児のときは動く部分があるが、生後数か月が過ぎてそこが閉じると、硬くて伸び縮みできない、ほとんど隙間のない頭蓋骨になる。外傷、感染症、腫瘍、あるいは高地への旅による、わずかな脳の腫れでも、たちまち頭蓋骨腔内はいっぱいになり、圧力が高くなる。これによって脳の血液供給が停止したり、呼吸のコントロールなどの基本的な脳機能がとどこおったりして、しばしば急死にいたる。頭蓋内の血液を排出することは、実際にはほぼ不可能だ。適切な量の血液を排出するよりもずっと前に、人は脳が圧迫されることで死んでしまうからだ。

ただし、頭蓋内圧の亢進《こうしん》は治療ができる。脳神経外科医は患者の頭蓋骨に大きな窓を開け、脳がつぶれずに広がる場所をこしらえる。そうした手術のおかげで、ＨＡＣＥから救われた人もいるだろう。しかし、殺菌した手術室もなく、手術ができる脳神経外科医もいないヒマラヤでは、おそらく不可能だろう。わたしは自分の症状が軽度だったことに感謝するしかなかった。

一生のうちに脳の外見が変わっていくことを考えると、高山病の特徴のいくつかがよりはっきりと理解できた。生まれたとき、赤ん坊の脳はぽっちゃりしていて、表面は入り組み折りたたまれ、ほとんど隙間なく頭蓋骨の内側にぺったり張りついている。赤ん坊の頭のCTスキャンは、ラッシュアワーの混んだ地下鉄車内さながらだ。しかし、年をとるにつれ、脳は縮んでいく。そのプロセスはアルコール依存や脳卒中によって加速する。高齢者のCTスキャンだと、脳は熟したブドウというよりも、干からびたレーズンみたいに見え、ひだとひだのあいだにかなり隙間ができ、脳の外側とそれを取り囲んでいる頭蓋骨のあいだのスペースがあきらかに広がっている。縮んだ脳は望ましくないが、高所ではメリットもある。高齢者の脳は腫れてもスペースに余裕があるので、若くて健康なトレッカーよりも高山病に悩まされにくいのだ。

二日たって体が新しい高度に慣れると、わたしのAMSは改善した。現在判明している順応のメカニズムによると、脳が高度に耐えられるように肺と腎臓が協力したようだ。マナンでの患者の脳の大半は、わたしの脳と同じく腫れているという事実ばかりか、別の面でも体の変化があることを受け入れねばならなかった。人の免疫系は、高地だと怠け者の下僕さながらになってしまうのだ。小さな引っかき傷は簡単に感染して化膿するし、細菌は、ふだんならたちまち殺される抗生剤クリームを嘲笑《あざわら》う。高地は、こうしたクリームにいたずらまで仕掛ける——最初に蓋を開けると、いきなりチューブから中身が飛び出すのだ。クリームはもっと低い海抜で製造されチューブに詰められ、封を切らないまま海抜の高い場所に運ばれてきたので、高山病で脳が腫れる旅行者の頭蓋骨のように、容器の中で中身が膨張してしまう。

呼吸するのもつねに大変で、わたしの体は薄い空気にはとうとう慣れなかった。通常なら患者に急いで酸素を補給するほど低い血中酸素飽和度、つまり低酸素血症は日常茶飯事になった。わたし自身も同じだった。海抜ゼロでは、会話の途中で息継ぎがはいるので患者の息切れに気づいたが、マナンでは自分自身も短い会話ですら息が切れた。診療所の二階の寝室に通じる階段を十一段上っただけで息があがったし、シャワーのあとにタオルで体をふく程度の動作でも息が荒くなった。それらは海抜ゼロでは病気でも、山間の高地ではありふれたことなのだ。

脳内の序列

診療所のすぐ外の庭に、背の高いマリファナがたくさん生えていた。町でも、マナンへの道沿いのいたるところに生えていた。世界でもっとも有名な植物が原産地のアジアに生えているのを見た。しかもどの高地でも、よく育っているようだった。マリファナはアジアから、人が住んでいる世界じゅうのいたるところに広まっていった。単純な理由からだ。高度、経度、緯度にかかわらず、人間は脳を化学作用で操って意図的に機能不全に陥らせ、それによってもたらされる快さを楽しむのが大好きだからだ。高度は外側から脳をひずませるが、大麻のようなドラッグの活性成分は血流から頭蓋内に染みこんでいき、内側からひずませる。

脳の異なる領域が、それぞれ特定の機能をつかさどっているが、そのことをドラッグははっきり示している。どの副作用よりも、マリファナは食欲を増進――「腹ぺこ」にさせる。マリファナは、食欲をコントロールする視床下部と呼ばれる脳の部位に影響を与えるからだ。精神に作用するもうひとつの人気物質、アルコールは人をふらつかせる。バランスをつかさどる脳の部位、小脳に悪影響を及ぼすからだ。高地での影響と同じように、どのドラッグの影響も、特定の脳の領域までたどれる。脳はその仕事を部位ごとに分けていて、それぞれの部位が脳の壮大な計画において異なる役割を演じているからだ。

脳を分割して、おおまかな構造を理解するにはさまざまな方法がある。そのやり方のひとつが高度によるものだ。頭蓋内で上に行けば行くほど、脳の機能はより複雑になり、精神に近づいていく。脳は人体の臓器でいちばん上に位置するが、脳の内部にも序列があるのだ。

脳の最下層は、鼻孔の高さあたりで始まる。この地点で手足から集まってきたすべての神経が巻かれたコードのように合体する。植物の枝分かれした根が主根を形成するように。主根が最初に土に穴を開け、茎に育つのと同じく、合体した神経は頭蓋骨の底に入りこみ、脳の最下層の部分、脳幹を形成する。脳幹は、おもに基本的な体の機能をつかさどり、心臓の拍動や呼吸の基本的なリズムを担っている。ただし、意識と結びつく、もっと高尚な機能は備えていない。

高地にいると脳は不安定になるようだ。ふだんは安定した規則的な呼吸のリズムが止まったり、速くなったりして乱れてしまう。この症状のせいで、マナンでは息苦しくなって目覚め、パニックになった人々が真夜中に診療所のドアをたたくことが頻繁にある。高地での不愉快な症状の多くと同じく、それは夜間に起きることが多い。眠っているあいだに呼吸の乱れが続くと血中酸素飽和度がさらに低くなるので、窒息しそうな感覚に驚いて目を覚ますのだ。こうした患者の大半が急性高山病（AMS）の症状を発症しているので治療したが、人々は感じている不快さの説明を求め、安心を得たがった。たとえて言うなら、海抜ゼロで多くの人が経験する、睡眠時無呼吸症候群の発作と同じ感覚だろう。

さて、脳幹から出発して頭蓋内を上がっていくと、脳の感情センターがある。ここにある扁桃体《へんとう》と視床下部は恐怖、警戒、不安などの感情をつかさどり、この階層ではじめて脳は主体的な経験とつながる。脳のこの領域にも、高地は影響を与える。低酸素は人々をいらいらさせるからだ。人体で起こるさまざまなことに、感情は一役買っている。たとえば、恐怖や怒りに連動して心臓の拍動が速くなったり血圧が上がったりなど。しかし同時に、脳は意識として感情を認識してもいる。感情は肉体と精神の両方だけでなく、脳のもっとも低い階層ともっとも高い階層の両方にまたがっているのだ。

感情センターを通りすぎると、頭蓋内でもっとも高い場所にたどり着く。脳の頂上、大脳皮質だ。わずか数ミリの厚さしかないが、大脳皮質は脳の回旋《かいせん》状の表面すべてを覆う薄い層だ。ここで高次の処理がおこなわれていて、表面にあるしわが、そのコンピューターの能力を高めていると考えられている。高地では大脳皮質の機能不全によって、注意力、学習・記憶・決定能力に問題が生じてくる。ネパールの最高峰の登山家たちの話だと、高地では認識力が働かなくなりがちで、思考が混乱すると、命が脅かされる結果になりかねないという。人体でいちばん上にある臓器のなかでも、大脳皮質は最上層にある――つまり「脳を機能させている脳」なのだ。脳内に意識が存在するなら、ここだと言えるだろう。

快楽を得るためのある種のドラッグは脳をひずませるが、そうした化学物質は医師にとっては脳の構造の解明に役立つ。とりわけ、一時的に患者の意識を遮断できること、つまり麻酔薬で無意識に導けることは、折れた骨をまっすぐにする、はずれた関節を戻す、喉に気管チューブを挿入するといった痛みを与える処置のときに貴重だ。手術と拷問とのちがいは、精神を遮断できるかどうかだ。医師は患者を鎮静させるのにさまざまな薬物を使うが、わたしがもっともよく使うのはケタミンだ。ケタミンは精神のより高次の機能だけに作用するからだ。ほかの大半の薬物は、患者の大脳皮質から脳幹まですべてを遮断するので、意識ばかりか呼吸まで弱めてしまう。大量に投与すると、そうした薬物は完全に呼吸を止めてしまい、死にいたる重大な副作用を引き起こす。

ケタミンの投与では、意識は遮断されるが肺は呼吸を続け、血圧は保たれる。それでも、脳の最下層と最上層、つまり、もっとも基本的な機能と崇高な能力とのあいだに一線を引くのに役立つ。ケタミンは、意識を肉体から分断させる解離性薬物として知られている。ようするに、脳が終わり精神が始まる、まさにその場所に働きかけ、効果的にそのふたつのつながりを断ち切るわけだ。ただし、効果は一時的だ。ケタミンのような薬物は、脳の働きや、高尚な精神も含めた脳の各階層について理解するのに役立つ。高地では脳の働きがめちゃくちゃになるとしても。

脳のバランス検査

マナンの診療所で働いているときに、わたしはほぼ毎日、頭痛、吐き気、食欲不振、不眠を訴える患者を半ダースは診察した。どの場合も、どのぐらいの時間をかけてマナンまで登ってきたかをたずねた――急いで登ってきたなら、その症状は急性高山病（ＡＭＳ）が原因だと指摘でき、ほかの原因を探る必要はなくなる。高度は心臓と肺のリズムに加え、もうひとつのバイタルサインとなる。患者の脈を調べるのはもちろん、山を移動した際の詳細なスケジュールもたずねた。外国人でもネパール人でも、数えきれないＡＭＳの登山者を診察したし、ネパール人ガイドやポーターでもＡＭＳにかかった。そこで、わたしは自分にも役立った療法を勧めた。休息、服薬、数日かけて体を高地に慣れさせることだ。患者の大半と同じ症状に苦しんだのは、医師になってからはじめてだった。だから、彼らがどんなにひどい気分でいるのかがよく理解できた。

多くの患者は、このヒマラヤの奥地まで二年前に通じた道路を使い、車でマナンに到着したあと、AMSの症状が出た。霧に包まれた険しい絶壁沿いの道を定期運行するジープはエレベーターよりものろのろと登っていったが、それでもマナンまで一日足らずで人を運べるので、体は馴化《じゅんか》する暇がなかった。マナンの石造りの家に住んでいる地元民ですら、ふもとを訪れたあとで車で帰宅するとAMSを発症した。長年高地に住んでいることで人体は長期的に馴化し、乏しい酸素を細胞に運ぶのに役立つ赤血球がたくさん作られている。しかし、AMSを防いでくれる馴化は、山でどんなに長く暮らしていても、低地に数週間いただけで消えてしまう。新しい道は経済的利益をもたらした。それが建設されるまで、マナンのありとあらゆるものは人かヤクの背で運んでこなくてはならなかったのだ。しかし、道路によって、AMSになりかねない速度で登ってくることがより簡単に、より安くできるようになった。

AMSの患者に対して、わたしが重視する検査はバランスだ。クリニックの暗くて狭い診察室の床に片足で立たせ、さらに一歩ごとにかかとで反対側の爪先にふれながら、まっすぐ歩かせてみる。あたかも警察が飲酒運転を調べるように。この重要な診断検査は、患者の脳の腫れの重症度を教えてくれる。それが閾値《いきち》まで達すると、アルコールと同じように頭蓋内の圧力によって、脳の基本的な調整能力がそこなわれてしまう。バランスをとれなくなっているのは、ただのAMSではなくて、もっと危険な病状、高地脳浮腫（HACE）の最初の兆候であることが多い。

患者の大部分はバランス検査には合格したが、不合格になった少数の人は、マナンからトレッキングを続けて病気になっていた。アンナプルナ・サーキットの登山者のほとんどが、風の強い谷間をもっと上まで登って空の高みに一・五キロほど近づき、サーキットでもっとも高い地点のトロンラという峠を越える。峠はマナンから二日の場所で、より高度が上がるので、多くの人がもっとひどい症状を発症する。峠に近づくにつれ具合が悪くなった人たちは、助けを求めようとマナンに戻ってくる。吐き気がしてよろめいている患者が峠のほうから大勢引き返してきて診療所にやってくるのは、前方に高い山があるせいだ。バランス検査に落ちるのは、こうした患者たちだった。

ある晩、若いオランダ人女性が診療所に現れた。付き添ってきたボーイフレンドは、彼女がおかしなことを口走り、酔っ払いみたいにふるまっている、と訴えた。揺れている船の甲板にいるみたいな気分だ、と本人は説明した。歩くことができないのを目撃した地元の村人が馬を貸してくれたので、それに乗ってマナンまで戻ってきたのだった。わたしが症状の詳細を聞きとっていると、彼女は両手で頭を抱え、激しい頭痛を訴えた。通常の医療における酔っ払った患者の症状であれば、さほど問題ではない。しかし高地だと、彼女の症状はずっと心配なもので、おそらくＡＭＳよりも深刻な症状に思えた。

ただ、彼女は診療所に着いたときにはかなり症状が改善されていた。数百メートルを下ってきたことが彼女を救ったのだ。検査したときは不安定な気分はなくなり、かかとを爪先にくっつける歩き方ができた。重症のＡＭＳの症状はまだあったが、脳が腫れているあきらかな兆候はなくなっていた。ＡＭＳの患者には下山が究極の治療で、薬では完全な回復はほぼ望めない。

精神と脳

診療所にやってくる患者のひとりに、アニという七十八歳の女性がいた。その名前はチベット人仏教徒の女性高僧に与えられるものだ。アニは数週間おきにやってきて、血圧を測り、血糖値を調べた。いつもゆったりした緋色《ひいろ》の衣をまとい、剃《そ》り上げた頭に緋色の毛糸の帽子をかぶっていた。アニはマナン周辺の高い谷間の崖に並ぶ洞窟で暮らす高僧のひとりで、そこは診療所から一時間半登ったところにあった。アニはそこに三十八年間、ひとりで住んでいた。

ある休みの日、わたしは熱い日差しの中を苦労して登っていき、彼女の洞窟を訪ねた。

岩で作られた住まいはきれいに片付けられていて、家庭的な雰囲気も漂っていた。数枚のラグがむきだしの岩棚に敷かれ、洞窟の中へ下りるために木製のはしごがあった。谷間の絶景が望める、居心地のいい場所だった。彼女の質素で禁欲的なライフスタイルに感銘を受けた。アニは薄い空気に耐性がついていて敏捷《びんしょう》に岩の上を歩き回り、わたしのように息が荒くなることもなかった。

アニは通訳を通じて、一日の大半を瞑想《めいそう》して過ごしていると語った。そのためにヒマラヤの高地で暮らしているのだと。孤独で静かな住まいが、精神修行に集中するためには必須なのだ。マナンのような小さな村ですら、しじゅう雌牛、ヤク、子供たちの声が響き、鐘が鳴り、彼女にとっては騒々しかった。谷間の絶壁の高みにある洞窟は、マナンの基準に照らしても人里離れており、社会のあわただしさからの隠れ家だった。山ではもともと気晴らしもなく、上に行けば行くほど酸素分子と同じく人も少なくなるので、高位の僧は山にこもるのだ。ゆったりと暮らし、瞑想でマインドフルネスの状態になることが、この高地でどんなに動いても驚くほど呼吸が乱れないことに役立っているのではないかと、わたしは推測した。

どうして瞑想するのかとアニにたずねると、こう答えた。「自分自身を知りたいからです」。ほとんどの人にとって、山に旅することは、どんどん家から離れることを意味するが、アニは高く登れば登るほど自分自身の脳の奥深くに入り、脳の中の精神に近づいていく、と語った。

精神と脳はふたつの異なるものなのか、それともひとつのものなのか、とアニにたずねてみた。彼女はふたつの別々のものだと考えていた。精神は脳と同じく体の中にあるが、指で指し示すことはできず、形も体積も色も持たない。

わたしはさらに突っこんだ質問をした。「脳はどこで終わり、精神はどこで始まると考えますか？」

彼女は答えた。「それを解き明かすためには瞑想するしかないでしょう」

精神は存在しない？

別の視点からの意見を聞こうと、精神科医で親しい友人のベンジャミン・ヤドコフ博士と話した。医科大学の同級生で、ヤドコフは血を見るとよく貧血を起こしたので、精神医学、すなわち肉体ではなく精神を専門に選んだのはふさわしい選択だった。しかし、人間の精神について質問すると、彼はそもそも精神が存在しているとは信じていない、と答えた。

最初は、内臓の存在を信じていない内科医と同じぐらい、ありえないことに思えた。しかし、ヤドコフは順序立てて説明してくれた。わたしたちが経験する世界は意識全体に統合されているように思える。ようするに融合体なのだ。脳の各領域、すなわち脳幹から大脳皮質まで、さまざまなレベルの領域が少しずつ意識を形作っている。精神というのは、下方にある脳の領域のもっとも基本的な反射作用と、もっと高尚な感情や認識の機能を結びつけ、統合している重層的な存在だと思う。彼はそう説明した。

精神の存在を信じないのに、人間の精神の疾患をどうやって診断し治療するのかとヤドコフに質問したが、それは彼にとっては矛盾でもなんでもなかった。精神というのは、脳のさまざまな領域がいかに共同作業をしているのかを理解する手段にすぎない。精神疾患というのは、脳神経科医がほかの脳疾患を診断するのに通常使う、血液検査、CT、MRIなどの手段ではよく理解できない脳機能の状況を簡潔に表現した言葉なのだ。顕微鏡で脳の生検をしても、精神科医には役に立たないだろう。しかし、脳の精神的な状況はおもに会話によって判断されるので、ヤドコフのような精神科医にとっては、それが第一の診断基準になる。ときには相手と話すだけで、精神科医は精神疾患の最終的な行動である自殺から患者を救うことができる。自殺とは脳が自死し、肉体を道連れにすることなのだ。

精神は精神科医にとって必要な概念だが、古くさい時代遅れの考えだと、ヤドコフは述べた。一世紀以上前から、脳がさまざまな領域に仕事を割り振っていることはわかっている。そのため、意識はひとつの流れのように感じられるかもしれないが、実際にはキルトのように継ぎ合わされたものだ。「精神」とは、認識のための臓器、つまり脳が働くとどういう感じがするかを表現するのに使う言葉でしかない。

遠い未来に脳や精神についてもっとはっきりとしたことがわかれば、神経学と精神医学は専門分野として、より多くのことを共有できるだろう、というのがヤドコフの意見だった。あらゆることが解明された未来では、体内のどこかの腺が生化学的物質を分泌するように、脳がどうやって意識を発するのかはもはや謎ではなくなっているかもしれない。

自分だけの山

ヒマラヤを去るまえに、トロンラ峠に登っておくことにした。町を出るとマナンの川沿いに西へ進み、二日間歩くと、峠までの道筋で最後の施設に到着した。そこに定住している人はなく、険しい岩だらけの斜面に建つ数軒のさびれたホテルが、峠を越えようとしている登山者たちに特別に食事を提供していた。

第7章　脳
世界を見るための深遠な展望台

早朝に最後の道のりを歩きだすと、さっそく息が荒くなってきた。わたしの吸う息には、海抜ゼロでの酸素の半分も含まれていない。そのせいで、一歩ごとに足を持ち上げ、また下ろす、という動作にありったけのエネルギーを注ぎこまねばならなかった。歩みは遅々として進まなかった。かたや、山からの眺望は震えるほど美しく、それを目にするために空気の薄さにあえぎながら高地を歩く苦しみとは、まさに対極に感じられた。

歩きはじめたときは草むらがいくつかあったが、それから数時間たち高度が上がっていくと、植物の姿は消えた。ついに峠に到着すると、岩と氷に囲まれた、この世のものとは思えないような絶景が広がっていた。ただし、空気にはほとんど酸素がなかった。そこにいるのは息をきらしている登山者数人だけで、生き物は見あたらなかった。マナンから六百階上の場所に立っていると、世界の果てにたどり着いたような気がしてきた。わたしの体、とりわけ脳は、これほど非人間的な土地ではまるで場違いに感じられた。山々のごつごつした肩からは氷でできたものが垂れ下がり、その肩は、わたしのような息をきらした登山者たちに向かってすくめられているように見えた。わたしが到達した峠の頂上近くで、二〇一四年の遭難事故によって失われた多くの命にすら、山は肩をすくめるだけだ。

人間は、おおざっぱに言うと二次元の生活を地上で送っていて、昔からずっと上の領域は到達不可能で手の届かない謎の領域だった。飛ぶことは技術的に不可能だったし、山は高度のために身体的ストレスを与えた。その危険性ゆえに山は不吉な土地とみなされるようになったが、同時に魔力を秘めた場所でもあった。教会の丸天井ですら、その高さだけで、礼拝者たちに超自然的な力を前にしているような感覚を与えることができる。しかも奇妙なことに、われわれの頭蓋の天井を連想させる。その下には脳が、精神的な器官が鎮座しているのだ。

アニや宗教的求道者たちが高山のような禁欲的な場所に行くのは、平穏で静かだからという以外に理由があるのだろうか。世界じゅうの多くの宗教は、山を特別視している。わたし自身のユダヤ教の伝統では、預言者モーセは聖なる山に登り、神に会って、十戒を受け取る。ほかのさまざまな宗教でも、創世神話に山が中心的役割を果たしている。山は人里離れて孤立しているので、当然、大勢の住人がいる下の谷間ほど文明に毒されていない。空気はより清浄で、水の汚染も少ない。人と社会の排泄物や廃液は、下方に流れていくからだ。高い山に登ると、社会の汚染や日々の汚いもめごとから逃れられる。まさに脳の高い領域に行くと、人体の基本的で動物的な機能から遠ざかり、より崇高な精神に近づくように。

はるか昔から、人は意識の本質について考えをめぐらせてきて、それについて説明しようとする哲学や理論が無数に存在している。わたしには、精神は相互関連性から生じているように思える。脳はニューロンから構成され、そうした細胞と細胞のつながりが、脳機能の基本的な単位になっている。より高い位置から眺めると、関連するニューロン同士が寄り集まって、それぞれ独自の機能を持ち、脳の地理的領域を形成していることがわかるだろう。そうしたいくつもの領域での相互作用を通じて、個人の意識が作られる――各領域でのやりとりから、全体が生まれるのだ。さらに高い地点から鳥瞰《ちょうかん》すると、ふたりの人間の会話、すなわち、ふたつの脳のあいだの言語的なかかわりによって、精神の働きがあきらかにできる。より高く登りいちばん高い場所から見下ろすと、人は高僧アニの視点を得られるのかもしれない。

いわば脳の高地から眺めるようにヒマラヤの天国のように美しい高地に立つと、日々の悩みはちっぽけで些細なことに思えてくる。だから高地は黙考や瞑想にうってつけの場所なのだ。おそらく高地での脳のひずみは、脳内の低地の住まいから精神を解放したがっている人々にとって、役に立つきっかけになっているのだろう。もしかしたら、山にこもる精神的求道者も低酸素状態によってハイになっているだけなのかもしれない。

低地に下りてはじめて、高地のいちばん貴重な贈り物をもらうことができる。マナンで薄い山の空気を二か月間吸ったあとで、わたしは新しい道をジープで下っていった。下るにつれ、より多くの空気が吸えるようになった。戻ってから数日間は、酸素濃度の高い空気が贅沢にすら感じられ、幸福感を満喫した。自分の呼吸を意識せずにいる感覚をすっかり忘れてしまっていたせいだ。しばらくは山でのように超然として遠くから人生を眺めていたが、日常生活によって少しずつその感覚は失われていった。それと前後して、海抜の低い土地での暮らしで、ヒマラヤの高地に馴化していたわたしの体は元に戻った。

どんな高度にいようと、わたしたちは自分だけの山——もっとも高く、もっとも奥深い臓器である脳から世界を眺めている。ただし、脳は実際のところ、それほど体の奥にあるわけではない。頭皮と頭蓋骨という隙間がほとんどない、ふたつのごく薄い覆いのすぐ下に位置し、わたしたちが世界を経験するときの謎めいた見晴台の役目をしている。つまり、脳は自分のもっとも深い部分が存在する場所だと言える。しかも人体と同じく、脳全体では、脳内の各領域を合わせたよりもずっと大きな力を発揮することができるのだ。

第8章 皮膚——臓器の問題を映し出す鏡

動物の不慮の死も、皮なめしにとっては工芸のチャンスとなる。これは、大学卒業後の夏、ニュージャージー州の田舎で参加した野生サバイバルコースでの教訓のひとつだ。マンハッタンのセントラル・パークで野生の食用植物ツアーに参加してからというもの、自然界の恵みで生きていく方法について、もっと学びたいと思っていた。だから、野生でのサバイバルは、当然、次のステップに思えた。

コースの二日目に登場したなめし皮講座のインストラクター、ゲリーはまさに木こりそのものだった。大きなむさ苦しい顎ひげを胸元まで伸ばし、赤いフランネルのシャツを着て、湿った落ち葉が積もった森で、車にはねられた雌のシカのかたわらにひざまずいていた。その日早く別のインストラクターが、わたしたちの滞在している場所からそれほど遠くない場所で、シカの死骸のわきを車で通りかかった。彼は引き返して死骸をピックアップトラックに積みこむと、サバイバルコースの実演教材として持ち帰った。インストラクターたちは、こういう裏話を悪びれずに話す。車にはねられて死んだ動物を持ち帰るのは、日常茶飯事のようだった。わたしにとってはなにもかもが驚くようなことで、わくわくした。死んだ動物のそばに近づいたのも、生まれてはじめてだった。

小さなポケットナイフを使って、ゲリーは雌ジカの四本の足首の周囲にぐるっと円を描いて皮膚に切れこみを入れた。それから四本の脚の内側をまっすぐ切った。さらに腹にナイフを走らせると、ほかの切れこみとつながった。ゲリーはナイフを置くと、革さながらのごわごわした両手で、シカの皮膚を力をこめてはがしにかかった。何度も引っぱると、皮膚と琥珀《こはく》色の毛皮がはがれてきて、下にある赤い筋肉と白い結合組織がのぞいた。そして、皮膚は動物の体からバナナの皮みたいに、あるいは以前のサバイバルコースで狩猟用の弓を作る講座で使った初夏の木の幹のように、きれいにはがれた。動物の皮をはぐのをはじめて見たが、意外にも短時間ですみ、血も流れなかった。

肉からはがれた皮は、大きなマントのようだった。ゲリーは皮の縁沿いを突き刺して穴を開け、木製の大きな四角い枠に縛りつけた。皮は片面に毛が付いたまま、トランポリンのようにピンと枠に張られた。生徒たちをあとに従えながら、ゲリーは木枠を日あたりのいい場所に運んでいき、木に立てかけた。そこで二日間乾燥させるのだ。

その午後遅く、わたしは石と枝角から基本的な道具を作る講習を受けていたが、休憩時間に皮を乾燥させている場所に行ってみた。皮ははがされる直前まで、琥珀色の胴体と脚からなる複雑な地図のようだったが、いまや完全に平らになっていた。早くも布地見本そっくりになりかけている。まさにそれがなめしの目標であり、人間が太古の昔から動物の皮を相手にやってきたことなのだ。

分厚い琥珀色の毛に指をすべらせてみると、ゴワゴワしていた。どの毛も、先端に行くと白と黒のかすかな縞模様になっている。見事な森のカモフラージュだ。こびりついていた数本の松葉を払い落とし、木枠の反対側に歩いていくと、湿った毛のない皮の内側におそるおそるふれてみた。完成した革とちがい、まだみずみずしい生気が残る皮はゴムのようで、押してから手を離すと、弾力で跳ね返った。たまたま血管が一本だけ走っていて、急速に乾燥していく表面にハエが卵を産みつけられそうな場所を探していた。

ついさっき肉体からはがされた皮は、かつてはひとつの命を覆っていた。皮は肉体の外周で、その内側で一頭のシカが生まれてからずっと生きてきたのだ。ゲリーが示した小さな傷痕をじっくり見てみた。背中に皮膚がこすれた白っぽい痕がある。その傷痕は、シカの生涯に起きたできごとを物語っていた。おそらく、鋭い枝か鉄条網にこすったか、あるいは発情期の攻撃的な雄シカにやられたのかもしれない。

その後、二日間にわたる食用植物の講義のあいだ、皮は乾燥していき、ボール紙のように硬くしっかりしてきた。次のインストラクターのローリーが、ゲリーが終えたところからなめし革の講義を続けた。彼女はオーバーオールを着て、やせた両肩に三つ編みにした髪を垂らしていた。

「これは生皮《なまかわ》と呼ばれます」。彼女は皮の毛のない面を指でさっとなぞった。ゴングの音がどこかで鳴った気がした。いよいよ始まりだ。彼女は鋭いスチール製の道具を持ち上げた。皮なめしの次のプロセス、剝離で使うものだ。ローリーがスクレイパーの刃を皮の毛にあてがい、一定の速度で下に向かって動かしていくと、毛の束とリボンのような薄い皮が落ちて、足下にたちまち山をこしらえた。

「皮の層を理解することが、上質のバックスキンを作るカギです」。ローリーは言った。「そして大切なのは、皮をズタズタに裂いてしまわないことね」

ローリーは皮をそぎながら、いくつもの層を教えてくれた。毛のすぐ下にあるのは黒い層、それから塩と胡椒《こしょう》みたいな点々のある層、次に黄色の層。新しい層が現れるたびに、彼女は色と手ざわりの差を説明してくれた。わたしの目にはその差異がわからなかったが、とりあえずほかの生徒といっしょにうなずいていた。ついに、ローリーがそいでいた皮から、輝くばかりに白い皮が現れた。真皮《しんぴ》までたどり着いたのだ。

「これが見えたら、剝離は十分ということです」。作業のせいで息をきらしながら、ローリーは言った。「皮のすべての表面に、この美しい白い色が出てくるようにすること。それがポイントです――剝離が足りないと、皮は絶対にやわらかくならない。剝離しすぎると、穴だらけになってしまう。すべては皮の層を理解することにかかっています」

彼女は枠を引っくりかえして皮の毛のない面を向けると、かつて筋肉や腱を覆っていた薄い皮膜をスクレイパーでそいだ。

動物の皮を利用できるような素材にする際、いったん体からはがしてしまうと、皮にはふたつの運命しかないことが問題だ、とローリーは説明した。ひとつは、乾燥して生皮《きかわ》になり、腐敗から守られる（ただし、木のような堅さになる）。もうひとつは、ずっと濡《ぬ》れていて、やわらかさを保つ（ただし、腐る）。どちらも衣服に利用できるような素材にはならない。死んだ動物の皮が衣服として第二の人生を送るためには、乾燥すると同時にやわらかくなくてはならない。

この問題を解くカギは、白いバケツから取り出された、ピンク色で光沢があってプルプル震える肉の塊だった。シカの脳だ。大きなオレンジぐらいの大きさで、わたしが医学生として数年後に解剖したメロン大の人間の脳よりはずっと小さかった。彼女は編んだ髪が回旋状の表面をこすらないように注意しながら、両手で脳をそっと包みこんで、みんなに見せた。「脳はじめじめした生皮を、上質なバックスキンに変える魔法のような材料なんです」と彼女は言った。このプロセスは「脳漿《のうしょう》なめし」と呼ばれている。それによってできるやわらかな素材は、植民地時代のアメリカばかりか、先史時代の人々の衣服にもなった。

ローリーはシカの脳をバケツに戻すと、片手で思いきり殴りつけた。それからときどき水を加えながら指でもみ、ぎゅっと握りつぶしていると、ストロベリーミルクシェイクみたいな、すりつぶされたニューロンのどろっとした物体になった。枠からはずされ地面に広げられた皮に、ローリーはそのピンクのどろっとしたものをなすりつけ、表と裏にたっぷり塗り広げた。それから慎重に皮をたたむと、白いバケツに入れた。ハエがブンブン周囲を飛び回っている。

翌日の変化は、驚くべきものだった。ローリーはバケツから濡れた皮を取り出すと、表面から余分な脳をふきとり、思いきりぎゅっと絞った。それから、ふたたび皮を木製の枠につるした。そして、皮をやわらかくする工程が始まった。彼女の指示で、わたしはほかの生徒たちと交替で手を使って皮をもみ、棒で突き、ざらざらした砂岩のかけらで表面をこすった。皮が湿っている状態から完全に乾くまで、皮の繊維をつねに激しく動かすことが大切だ、とローリーは強調した。だから、手をゆるめてはだめだ、さもないと、衣服にするには硬すぎる革になってしまう、と。

数時間後、皮は完全に乾燥して白く輝き、最上級のスエードらしく、とろりとやわらかになっていた。ローリーはシカ皮を木製の枠からはずすと、その使い道を次々に列挙していった。衣服、ポーチ、ナイフの鞘《さや》、バッグ、矢筒、帽子、手袋、ひも、家具の張り布などなど。皮の持つ多様性にも感銘を受けたが、自分も手伝った、その驚くべき変身ぶりに魅了された。死骸からはがされた生皮が豪華でやわらかい強靭な革に変わり、さまざまなものに利用されるのだ。路上ではねられた動物の死骸の皮膚と脳というふたつの器官が結びつき、想像もつかないほど美しい革に作りあげられたことに驚嘆した。

野生サバイバルコースを修了して、さまざまな古い技術の基本的なノウハウを知ったが、皮なめしはいちばんのお気に入りになった。わたしは工芸材料としての皮にすっかりのめりこみ、何年も脳漿なめしを練習し、その後、医学の勉強を始めたのだった。

人体で最大の臓器

すべての人体解剖は、当然ながら皮膚から始まる。解剖実習で担当した遺体は老人で、金属製ストレッチャーにうつ伏せで横たわっていた。老人の皮膚は冷たく、曇《くも》った空さながらのくすんだ灰色だった。医科大学の葬儀屋は遺体に保存液をたっぷり注入していたので、皮膚をはじめほかの組織はしっとりしてしなやかで、腐ることはなかった。解剖に要する数か月のあいだ、遺体はその状態で保存されている。

解剖の手引きの指示どおり、同級生たちといっしょにうなじのすぐ下にまず切りこみを入れ、まっすぐ背中の中央までメスを走らせた。その縦線と交差するように何本か横に切開し、切り離された皮膚片を両側に開いていく。皮膚は脂肪でぎとついていてすべりやすく、生きている皮膚のような伸縮性はなかった。

開かれた皮膚は、解剖実習室での残りの四か月、そのまま放置される。わたしたちは皮膚の下に隠れている筋肉、神経、血管、腱、骨は観察したが、皮なめしで興味をそそられた皮膚は、だらんと垂れたままだった。解剖実習室では、皮膚は人体の表面的な装飾品でしかなく、解剖実習においては重要ではなかった。

毎日、解剖が終わるたびに、筋肉や内臓が乾かないように皮膚をまた遺体にかぶせた。ちなみに生きている皮膚も、人体の湿気を保つという重要な機能を果たしている。もっとも、皮膚の上にさらに保湿用のビニールで覆っているにもかかわらず、数か月のうちに皮膚の端がところどころ乾燥してしまい、ひと目でわかるほど、ごわごわの硬い生皮になった。筋肉の一部も乾燥して、硬いジャーキーみたいだった。ローリーの説明どおり、わたしたちの体全体が、死後はふたつの運命をたどるということがよくわかった。乾燥か、腐敗か。

次の学期に、組織学の授業で皮膚は外側の覆い以上の存在だと学んだ。人体で最大の臓器で、皮膚自体にも複雑な人生がある。まさに地面を覆う表土のように、人体の表面で活動的なあわただしい生活を送っている層なのだ。皮膚の中には汗腺があり、皮膚を湿らせる汗を分泌させることで体を冷やすのに役立っている。汗腺近くの皮脂腺は皮脂を分泌することで皮膚を整え、なめらかにしている。皮膚に埋めこまれた毛包《もうほう》からは毛が生え、それぞれの毛には、冬の凍てつく寒さや、ぞっとする感覚、うっとりするような歌声に反応して、毛の先端を立たせる小さな筋肉が付いている。

しかも、皮膚は賢い。定期的に太陽にさらされる唯一の器官なので、日光に反応するとメラニン色素を分泌して黒くなり、突然変異しやすいＤＮＡを紫外線から守ろうとする。繰り返しこすられて刺激が与えられると、皮膚は厚くなってたこになるが、それは今後の摩擦に備えて自らの鎧《よろい》を厚くするためだ。ハゲワシに毎日内臓を食われたプロメテウスの神話さながら、肝臓の再生能力は有名だが、皮膚が自らを癒《い》やし、再生する能力にはとうてい及ばない。外傷による不良箇所を埋めるために、あらゆる方向から細胞が押し寄せてきて、皮膚の傷は自然にふさがっていく。

わたしは何百枚という皮膚の断面を顕微鏡で拡大して観察した。表皮と呼ばれるもっとも外側の層が、皮膚の断面をほぼ占める厚みのある真皮の外側を薄く覆っている。わたしたちが毎日、目にし、ふれている外側の層は皮膚のごく一部でしかないのだ。

高性能の顕微鏡で拡大してみると、薄い表皮自体がスライスチーズを重ねたみたいに五つの層に分かれていることがわかった。最上層は角質層という防水の外皮で、髪の毛や爪と同じ物質、ケラチンでできている。その下の各層が、皮膚を完壁で健康に保つ特別な役割をそれぞれ担っている。ある層は表皮細胞を結びつけ、別の層はケラチンを産生する。さらに、表皮の最下層、真皮との境界になっている層は幹細胞を含んでいる。幹細胞は必要に応じて皮膚を補充し、傷を治し、皮膚から自然にはがれて死んだ細胞に置き換わり、家に、車に、仕事場にほこりとして落ちていく。こうした表皮の層状構状は、何年も前にローリーが教えてくれた技法、つまり皮を十分かつ過剰にそがないための手がかりを与えてくれた。

皮膚と同じように、人体のすべての部分はいくつもの層に分けられる。眼球の白目は四つの層からできているし、動脈壁は五層、腸の内壁は六層だ。脳の薄い皮質ですら、じつは六層になっている。層形成は、人体における基本的な構造上の原則だ。しかも、それによって回復力が高まり、細胞機能をより分化させることができる。人体のすべての構造は、どんなに薄く一層だけに見えても、タマネギのような層になっているのだ。

皮膚から病気を読み解く

二年生のときに、わたしは病気について理解する病理学を学んだ。そして、皮膚の疾患はたちまち重症化しかねないことを発見した。水ぶくれ、潰瘍、びらんは、その学期で目にしたもっともおぞましいものだった。いちばん戦慄《せんりつ》した写真は、皮膚感染症を起こした男性のうなじから膿が滴り、ウジがわいているものだ。皮膚科医の講義によると、その男性の感染症は診察を受けにやってくる何週間も前から始まっていたそうだ。その写真を目にして、教室ではいっせいにうめき声がもれた。

ひとりの学生が質問した。「どうしてこんなに悪化させてしまったんですか？」

皮膚科医は答えた。「お酒の飲みすぎだね」

医学生になったばかりの頃は、体内の臓器はまだなじみのない存在だった。したがって、どんなに重症の写真でも、どの病気や感染症なのか、つながりをほとんど把握していなかった。何年もかけて各臓器について学ぶと、ようやく疾患の写真やＣＴ画像の意味を理解できるようになった。かたや皮膚は日常生活で目にしているので、その破壊的な病変を目にすると、さまざまな深刻さが実感できた。

人間の皮膚について知るようになると、どの病変の写真も点描絵画さながらの発疹《はっしん》を解読するのに役に立った。発疹が小さな液体のたまった小水疱《すいほう》の場合は、水ぼうそう、コクサッキーウイルス感染、ヘルペスのどれかだと考えられる。逆に、平らな紫がかった斑点だったら、出血性疾患か命にかかわる髄膜炎だ。人体のどこに発疹が現れるかにも意味があった。手のひらや足裏なら、梅毒を疑えと教えられた。

発疹の広がり方からも情報が得られた。どこから始まり、その後どのように広がっていったかを患者にたずねることはきわめて重要だ。麻疹《はしか》の発疹は顔から始まるのが典型で、窓のシェードが引き下ろされるみたいにゆっくりと体の下へと広がっていく。一方、ロッキー山紅斑熱《こうはんねつ》の場合、発疹は手足で始まり、胴体からの引力にひっぱられるかのように内側に広がっていく。手で発疹にふれてみることで原因がわかることもある。たとえば紙やすりみたいなざらざらした感触は猩紅熱《しょうこうねつ》に特徴的なものだし、盛り上がった紫斑は血管炎を示している。

さらに、薄暗いなかで撮影された写真——たいていはただの虫刺されだ——が添付された、友人や家族からのたくさんのメールも訓練に役立った。長年にわたって発疹を診断する経験を積むにつれ、皮膚の紙のような表面に刻まれた模様をより迅速に診断することができるようになっていった。

皮膚の層を理解する

研修を終えたあと、北極圏のアラスカで働いていたときに遭遇した子供の珍しい発疹では、重要な決断を下すために、皮膚の層を解読する力を目一杯使わねばならなかった。イヌピアットの女性が、数日熱が続き、その後皮膚がむけはじめた一歳の娘をERに連れてきた。服を脱がせると、胸、腕、尻、それに顔の大半から、薄くて透明な皮膚がむけているのがわかった。ひどい日焼けをしたみたいだったが、北極圏は晩秋で、太陽は真昼に数時間しか顔を出さない。まだむけていない部分を手で強くこすってみると、小さな水疱がいくつもでき、たちまちくっついて皮膚がむけ、すでにむけている部分がさらに広がった。

ふたつの可能性が頭に浮かんだ。ひとつは重篤なスティーブンス・ジョンソン症候群（SJS）で、表皮が完全に剝離し、体の大半で真皮しか残らなくなる病気だ。SJSの患者は専門の熱傷病棟で集中治療を受ける必要があった。なぜなら皮膚は外側の層を失うと、命にかかわる危険が生じるからだ。もうひとつの可能性は、ブドウ球菌性熱傷様皮膚症候群（SSSS）で、命にかかわる危険はずっと低く、表皮の副層を結びつけている接着剤にあたるものを毒素が破壊することで生じる疾患だ。SSSSでは、毒素を出しているブドウ球菌感染症を治療するための抗生物質だけで治癒《ちゆ》した。

子供の皮膚をじっくり見ると、はがれた層の下にくすんだピンク色の乾いた皮膚が見えた――それはおそらく表皮の下方の層で、炎症を起こした真皮の、牛肉のような生々しい赤い色ではなかった。そこで、わたしはSSSSを強く疑ったが、発疹が鼻、口、目、生殖器の粘膜という特別な皮膚には及んでいないことを確認して、その直感は裏づけられた。SJSではそこにも発疹ができるのだ。アンカレッジのもっと大きな病院への救急搬送は見送り、その後二日間の抗生物質の投与だけで、子供は劇的に回復した。ローリーがバケツに入れた脳を前にして語ったように、皮膚の層を理解することがカギなのだ。あの当時はまだ、そのちょっとしたアドバイスが皮なめし以外で役に立つとは思ってもいなかった。

皮なめしと皮膚の構造

野生サバイバルコースから何年もたち、わたしの皮なめしの技術は向上していった。そもそも皮を採取するために、車にはねられた死骸を拾うことにも躊躇しなくなったし、ナイフ、手袋、大きな黒いゴミ袋をいつもトランクに入れてさえいた。ある夏の午後、ニューヨーク州の北部を運転しているとき、両側を森にはさまれた二車線の道路でシカが倒れているのを発見した。わたしは停止して車を降り、動物が死んだばかりで傷がないことを確認すると、ほかのドライバーからわたしのやっていることが見えないように、死骸を道ばたから森の中へと引きずっていった。

小さなナイフを取り出し、ゲリーから教わった技術を使って動物の皮をはいだ。その作業を手早くこなせるようになっていたので、動物の皮をはぐことはいつも楽しかった。子供の頃に乾いた液体糊《のり》を自分の指からはがしたときと同じ満足感を与えてくれたのだ。小さなのこぎりを使ってシカの脳も取り出すと、別のビニール袋に入れた。

自宅に帰ると、シカの皮を皮用の枠で二日間乾燥させてから、捨てられていた古い鉄片で自作したスクレイパーを使って、そいでいった。何年も前にローリーが教えてくれた表皮のいくつもの層を、ついにわたしは理解できるようになっていた。それは医科大学で勉強した皮膚の層と同じものだ。層を次々にそぎながら、わたしは顕微鏡で見た、まるでブロック塀のように細胞が積み重なった表皮の外見を思い浮かべた。慎重にブロックの層をひとつひとつはがしていくと、ついに白い真皮だけが残った。

二、三時間で皮をすっかりそぎ終わり、脳を塗りつけてバケツに入れた。翌日は太陽の下で数時間かけて、枠に張った皮をやわらかくする作業に取り組んだ。作業が進むにつれ、シカ皮はゆっくりとやわらかくなっていき、太陽に照らされたわたしの皮膚は汗まみれになった。皮は硬く、ひっきりなしに引っぱるわたしの手をやすやすと跳ね返した。それはまさに真皮の強靭さと弾力性を示すものだ。顕微鏡で真皮を見ると、もつれた強靭なコラーゲン繊維が織り合わされ、硬い布地のように見える。

そのシカの皮は、これまでなめしたどんな皮よりもやわらかく仕上がった。完成したなめし皮の腰のあたりを四角く切り取り、店で購入したヘナ〔染料《ハーブ》〕で染め、小さな袋を縫いあげた。その袋には、旅行中に必要となりそうなありとあらゆる薬を詰めこんだ。それを〝旅の薬箱〟と名付け、家を出るときにはほぼつねに携帯している。

皮膚が伝える疾患

どの患者の場合も、わたしはまず最初に皮膚を視診してきたし、手でふれる器官もおおかたは皮膚だった。肥大または炎症を起こした臓器がないか調べるために、両手で患者の腹部を押すときにも、実際には皮膚にしかふれていない。心臓、肺、腸の音を聞くとき、聴診器を押し当てるのも同様だ。負傷した肩を診察し、正常な可動域でそっと動かして骨折、捻挫《ねんざ》、靱帯損傷について調べるときも、わたしが見て、ふれるのは皮膚だけで、肩関節そのものではない。知りあいを認識するとき、その顔形は皮膚の下の骨や軟骨や脂肪の構造によって決まってくるにもかかわらず、目にするのは表面だけだ。患者たちの場合も、皮膚は内臓の健康を推し量るための重要な入口になっている。

ほかに類のない外側の器官であるが、皮膚は患者の隠れた臓器の健康について、医師に重要な手がかりを与えてくれる。黄疸は肝臓疾患を物語っているし、下肢の茶色く厚くなった皮膚は、慢性心臓疾患を伝えている。とりわけ重篤な場合だと、人間の皮膚はほとんど木の幹のような硬さになってしまう。人体に隠れたがんですら、まぶたの上になめらかな黒い発疹やレース模様として現れることがある。

皮膚が体内と密接にかかわりを持っていることは、とりわけ脳を診断するときに役に立つ。左脚が痺《しび》れ、衰弱などの症状もある患者を診察したことがあった。問題の脚をわたしが指で軽くなでても、彼は何も感じなかった。そこで、わたしは右側の脳卒中を疑った。皮膚にふれると感覚受容器に刺激が与えられ、体のどこをさわっても脳の反応を引き起こすはずだ。しかし、この患者の触覚は働かなかった。そして、左脚の皮膚は、脳の右側の大脳皮質とつながっている。MRI撮影によって、まさにその場所に脳卒中が起きていることが確かめられた。皮膚には、脳の状態がそのまま反映されている。だから、患者の皮膚にふれただけで脳の健康状態を詳しく説明できたし、脳卒中や脳腫瘍、感染症、出血といった隠れた疾患を正確に見つけることができた。皮膚が外にあることで、体の内側の問題を診断するのに役立つのだ。

初診の患者の待つ診察室に入っていったとき、ひと目見ただけで、病状について不安になることもある。看護師や医師が「どこかおかしい」と言うときは、なぜそんな疑惑が生じたのか明快に説明することはできないが、患者の中で何か重大なことが起きているような気がして心配だ、という意味だ。医師としての経験が増えるにつれ、この感覚は、患者の皮膚の色という、微妙な外見の手がかりから生じている場合が多いことに気づいた。病気の患者に生じる灰色、青、緑といったほんのかすかな色合いを識別できるように目を訓練すると、わたしにも見えるようになった。皮膚が病的な色合いを帯びているのは、生命を脅かす病気が隠れていることを告げる最初の警報だ。

傷から人体の中をのぞく

危険な外界から人体を守るために皮膚はとてもいい仕事をしているが、ナイフの刃やコーヒーテーブルの角にはしばしば負けてしまう。皮膚本来の無傷状態が損なわれる裂傷はもっともありふれた疾患（損傷）で、発疹や顔色が悪いことよりもずっと単純なものだ。皮膚の裂傷というのは、人体と外界の接触部分に亀裂が入ったもので、しじゅう起きている。そうした裂傷を閉じることが、ERでのわたしの仕事の大半だと言っても過言ではない。裂傷の修復、とりわけ深い傷を修復することは、皮なめしの作業にいちばん似ている医療行為だ。

ある晩遅く、これまで見たこともないほどひどい裂傷を顔に負った二十代の若い女性がERにやってきた。血まみれの包帯が額《ひたい》、目、頬を覆っていて、口だけが見えている状態だった。彼女は酔っ払った声でうめいていた。救急救命隊員はストレッチャーを病室のひとつに入れ、わたしが傷を見るために頭に巻かれた包帯をゆっくりとはがしているあいだに状況を説明してくれた。

その晩早く、彼女はにぎやかな友人の一団と飲んでいた。帰ってきて自宅のポーチの階段に立っていたとき、妹と口論になった。いきなり妹に押され、彼女は階段をころげ落ち、背後の芝生に頭から倒れこんだ。不運にも、数日前に低温調理器《スロークッカー》が壊れて、芝生のその場所に放り出してあった。そして階段わきにころがったスロークッカーのひび割れたセラミック製内釜に、頭からまっすぐ突っこんでしまったのだった。サバイバルコースを受けたことで、割れたセラミックは先史時代のフリント石器の破片に負けないほど鋭いことを知っていた。壊れて捨てられた便器を砕いて、石器の製作をするように、とインストラクターは指示したほどだ。

最後の血まみれの包帯をはずすと、顔に三か所の深い裂傷が走っていることがわかった。わたしが診察したときには血はほぼ止まっていた。それはよくあることだ――裂傷を負った皮膚は血管を狭め、血を凝固させることで巧みに出血を止めるのだ。額の中央には三日月形の裂傷、さらにもっと短い傷が下まぶたをかろうじてそれ、左目の下に走っている。しかし、三つのうちいちばん深い裂傷は、右頰にぱっくり口を開けた傷だ。これもアルコールのせいでひどくなった症例だった。

それぞれの裂傷の深さを調べているあいだ、彼女は大声でわめいていた。わたしは傷の端を開いてのぞきこんで傷の深さを推測し、腱、神経、唾液腺管、太い血管など、下方の組織が損傷を受けていないかを確認した。さらに、除去する必要がありそうな土やセラミックの破片も探した。

もっとも重要なのは、層を探すことだ。左目の下の小さな裂傷はあきらかに表皮と真皮を切り裂いていて、皮膚の下の黄色い脂肪がのぞいていた。額の三日月形の裂傷はさらに深く、脂肪層を越え、眉を持ち上げる筋肉の光沢のある赤い層まで届いていた。右頬の深い裂傷をのぞいてみると、さらに奥まで見えた。ピンク色の皮下組織と赤い筋肉を越え、無菌探査針で押すと硬く感じられる白い層まで達していたのだ。それは頬骨の裏側だった。

どんな裂傷からも、人体の中をのぞくことができる。古代ローマの医師にとって、傷を負った戦士たちの治療は、人体の内部構造を学ぶ絶好の機会だった。というのも、当時は解剖が禁止されていたからだ。わたしにとって傷の内部をのぞくのは、都会の建設現場のわきを通りすぎるようなものだ。建設現場では地面が掘られ、皮膚に相当するアスファルトでふだんは覆われている地下の層があらわになっている。わたしはしばしば立ち止まって、ふだんは路面から見えないパイプやワイヤーが裂傷の奥の血管や腱さながら、土壌の中をくねくねと走っているさまを眺めた。人体の層についての知識は、裂傷を診断するときに不可欠だ。インフラ設備の修理で都市計画者が地面を掘るとき、地下の構造を知らなくてはならないのと同じだ。

患者の傷から人体の層を読みとるとき、わたしはその傷の度合いを査定すると同時に、修復の計画も立てる。小さな浅い切り傷なら自然に治癒する可能性があるが、この若い女性のように大きな裂傷は縫合の助けを借りねばならなかった。彼女の顔を見ながら、縫合によってどんなふうに傷を閉じるかをイメージするために、わたしはそれぞれの裂傷の縁をくっつけてみた。より深いふたつの裂傷の場合、縁をくっつけるのにいつもよりも指先に力をこめなくてはならなかったので、傷を閉じるにはかなりきつく縫合する必要がありそうだった。これほど強く引っ張って複雑な裂傷を修復するには、なめし職人と組織学者両方の皮膚の知識が必要だ。

大量の生理食塩水で傷を洗うと、助手とわたしは筋肉のいちばん深い層をまず縫合した。次の縫合部分が傷にかかる張力の大部分を支えることになる。弱い表皮では、強い張力に耐えられないので、真皮で縫合を支えなくてはならない。彼女の皮膚の断面の層をさらにじっくりと観察した。日に焼け、そばかすの散った表皮の下に、真皮が真っ白に輝いている。シカ皮を頑丈にしているのと同じ層が、きわめて深い傷を修復するときに復元力を与えてくれるのだ。

カーブした針を皮膚に通しながら、針が正確に真皮を貫くように注意した。わたしの手は長年にわたってシカ皮を縫ってきたことで鍛えられていたし、皮膚のいくつもの層について深い知識を身につけていた。なめした皮を縫うことと生きている人間の裂傷を閉じることの大きなちがいは、人間の場合、皮膚の裏側に針を突きとおすことができないということだ。表側に引き抜けるように、医師の使う針はまっすぐではなくカーブしている。

真皮の縫合を終えると、傷はきれいに閉じた。縫合痕は表皮が回復する数週間で傷の中に埋もれ、消えてしまうだろう。最後に、表皮そのものの縫合に取り掛かった。この層は傷を閉じておくためには直接的に役に立たないが、見栄えをよくするためには縫合が不可欠だった。

すべての縫合を終えるのに一時間以上かかったが、患者はほとんど物音を立てなかった。すでにアルコールで軽度の麻酔をかけられた状態になっていたので、全員にとって縫合が楽になったのはありがたかった。滅菌ドレープをはずすと一歩さがり、縫合の手際を眺めた。明日の朝、彼女が鏡を見て最初に感じるだろう恐怖がありありと想像できた。われわれの慎重な修復によって最小限になっているといいが、その傷痕は今晩のスロークッカーとの衝突を死ぬまで物語ることだろう。たとえ彼女の脳がちゃんと思い出せなくても。

傷痕が語るもの

つねに皮膚は、人間や動物がどんなふうに生きてきたかという物語を表している。傷痕で描かれる物語だ。過去の負傷は痕を残す。なめし職人として、わたしは皮が弱くなっている場所を避けるために傷痕を読むことを学んだ。さもないと、スクレイパーの刃が弱くなっている部分を突き破り、大きな穴を開けてしまうからだ。医師としては、人間の傷痕を読むことは別の意味で役立った。患者の腹部を覆っている皮膚の傷痕は、患者の腹部の痛みの理由について、いくつものヒントを与えてくれた。たとえば、ある患者の右上腹部に斜めに走る長い傷痕があれば、かつて胆囊が除去されたことを示している。となると、痛みの原因として胆石はありえないだろう。どんな手術痕であっても、少なくとも患者の腹部は手術未経験ではない証拠だ。ある時点で外科医に切られたわけで、残された足跡は、その手術について永遠に語りつづけるだろう。

しかし、皮なめしのプロセスによって、皮膚の物語は死後も続いていく。わたしは医師として働いていた何年ものあいだ、例の〝旅の薬箱〟といっしょに四つの大陸を旅して、多くのことを共有した。その袋はくたびれた財布と同じぐらい、わたしにとってなくてはならないものになった。シカ皮の袋の下隅には、彗星《すいせい》の尾のような傷痕が走っている。シカが生きているあいだに付いたのかもしれないが、革の第二の人生でスクレイパーの刃がつけた痕かもしれない。わたしはポーチを開いて、薬品を――あるいは旅行のあいだ上質な睡眠をとるためにつねに持ち歩いている耳栓を取り出す。そのたびに、ざらっとした傷痕の表面が自分自身の皮膚にこすれるのを感じ、その袋を提供してくれた、車にはねられたシカのことを思い出す。シカのなめした革は、命が灰と塵《ちり》に返る途中で、短いが役に立つ死後の期間を過ごしているのだ。

今では袋は色あせ、わたし自身の皮膚にも傷痕やしわや染みができた。人体を保護する覆いである皮膚は、ひっきりなしに襲いかかる外界からの攻撃を受け、太陽の苛酷な光線も浴びている。それにしても、人間にとって動物の皮を衣服にしたのは、理にかなっているように思える。外界からの攻撃をかわすために、生まれつきの皮膚の上にもうひとつ皮膚の層を付け加えたのだから。古代の人間は動物の皮を採取してやわらかくして、人工的ではあるが新たな層を付け加えることを会得し、何層もの自分の皮膚に重ねたのだった。

皮膚は人体が作られている層についてだけでなく、別の話も語る――人間がいかにして人体の外に物質世界を築いたかだ。衣服を発明後、人間は人体の外側に、さらにいくつもの層を作ることを学んだ。家の壁もまた人体を保護する覆いであり、危険な世界における安全な場所を提供している。しかも、壁は皮膚と同じパターンで作られている。真ん中の層に位置する頑丈な木製の間柱やコンクリートは、真皮と同じように、外からは見えない強靱さをもたらしている。かたや外側の層にあたる外壁のはめ板は、表皮のように水をはじき、外側から見える唯一の層だ。それと同様に、人体の皮膚も厳しい自然から身を守る組織構造になっているのだ。

第9章 尿——体内に広がる太古の海

たいていの人は体液が好きではない。どの体液も、一般的にひどく不快だと思われている。医療業界ですら、医師はいちばん嫌悪感が少ない体液によって専門分野を選ぶ、という古い格言があるほどだ。どの分野にも重要な体液があるので、糞便や痰には怖気《おぞけ》をふるうが血を見ても耐えられる医師だったら、血液専門医になるかもしれない。一方、尿や胆汁には嫌悪感があるが、痰には我慢できる医師は呼吸器学の分野をめざすかもしれない。

わたしは医学生のとき、ある特定の体液にひかれる医師がいるのは、その体液独自の謎めいた性質のためではないかと思っていた。感染症専門医にとっての膿や耳鼻咽喉科専門医の鼻漏《びろう》にいたるまで、人体の多くの排出物、分泌物、膿のすべてが、診断を下し、病状をやわらげるために、医師がよりどころにする重要な情報源だ。だいたいの体液は捨てられ軽視されているが、実際には診断の仲介者であり、独自の言葉で医師に語りかけ、患者のどこが悪いのかを伝えている。専門医になるということは、ある特定の体液の色、質感、濃度の解釈を学び、その秘密をじっくり考えながらキャリアを積んで、体液の言語に精通することなのだ。

どの科を選ぶかは、どの体液を選ぶかにほかならない。わたしはひとつだけに決めるのが嫌だったので総合診療医のままだが、尿はずっとお気に入りの体液だった。

腹部のうしろ側にある、豆の形をした一対の臓器、腎臓で作られる尿の大部分は、血流から漉された水と人体の体液の老廃物で、それが尿の色とにおいのもとになっている。尿は腎臓から尿管を通って膀胱にためられるので、腎臓への穿刺《せんし》ではなくカップに取って尿検査ができる。尿は情報の宝庫であり、患者の状況について医師に多くの情報を伝える。検査は頻繁におこなわれ、尿検という用語すらある。ほかの体液はそんな略称を使われることはない。

腎臓専門医が尿サンプルを分析しているのをはじめて見学したときのことは、今でも覚えている。医学生のときに腎臓学を選択科目で取り、腎臓専門医が採尿カップを腎臓科の顕微鏡室に運んでいくのについていった。腎臓専門医が長い白衣の裾《すそ》をはためかせながら早足で病院の廊下を歩いていき、尿検査試験紙を尿に入れると、裸眼では見えないわずかなタンパクと血液の反応が現れた。すると、専門医はピペットを使って、尿を遠心分離機にかけた。機械は高速で回転し、浮かんでいる細胞を試験管の底に沈殿《ちんでん》させた。沈殿物を一滴だけ抽出し顕微鏡で観察して、沈殿物の破片が飛び回っているのを目視すると、専門医は患者の症状と検査の結果を統合して、診断を下した。診断は珍しい腎臓病、糸球体腎炎だった。彼は水晶球で占う代わりに尿の状態から、まさに魔法のような千里眼で患者の内部を見通したのだ。その瞬間から、わたしは尿の秘密の言語を学ぼうと決意したのだった。

それから数か月、わたしは尿検査試験紙と遠心分離機の扱い方を練習し、顕微鏡で手がかりを見つけられるように目も訓練した。さらに、病院の検査室の検査技師たちと親しくなり、経験値を上げてくれそうな、興味深い尿サンプルを取っておいてもらった。まもなく、わたしの名前を記したカップが検査室の冷蔵庫に入っているようになり、毎日、昼休みに立ち寄っては最新のサンプルを調べた。

ある日、顕微鏡のレンズをのぞきこんでいると、真菌血症の重症患者の尿から出芽酵母を見つけた。重い病状であるのを証明するように、真菌は腎臓の濾過フィルターを通過し、尿にまで漏れだしていた。別の日には性感染寄生虫を確認した。トリコモナスと呼ばれる涙型の生物で、ある男性の尿の中を楽しげに泳ぎ、バレリーナのようにくるくる回転していた。彼の尿サンプルは安全ではないセックスの証拠だった。何人のパートナーが知らないうちに彼と感染症を共有してきたのだろう。わたしのトリコモナスについての初歩的な知識からすると、彼は排尿時の焼けるような痛みのために治療を求めてきたのかもしれない。あるいは、よくあることだが無症状だった可能性もある。尿を観察していると、一度も会ったことのない人たちの体から排出された体液の手がかりを読みとるだけで、その人生を知ることができるような気がした。どの新しい発見も刺激的で、何本もの糸が一本につながったような気分を味わった。もしかしたら、探偵がカギとなる手がかりをつかんだときは、こんな気分なのかもしれない。

担当患者に尿検査が必要になると、検査室から電子化された結果を受け取るのではなく自分で調べた。自分の(手袋をした)手で、患者のまだ温かい尿サンプルを顕微鏡室に運んでいき、ひとりで手がかりを探った。自分自身で作業をすると、患者の体内で起きている病変についていっそう深く実感できたし、尿検査試験紙と遠心分離機の手順を何度も繰り返すうちに、患者に対して親近感がわいた。さらに、自分のお気に入りの体液に対する尊敬の念も増した。

たちまち、わたしは尿の謎めいた言語を理解できるようになった。尿検査試験紙が示す白血球は、尿路感染症だと伝えていた。顕微鏡下の結晶は腎臓結石の可能性を示し、それは脇腹の痛みの理由になる。どの分析結果も、尿が伝える重要なメッセージだった。

もちろん、臨床医にとって人体の情報を間接的に伝え、診断の役に立つ体液は尿だけではない。糞便は、口と鼻から結腸までの消化管全体の情報を提供し、痰は気管支樹の奥深くからの知らせを運んできてくれる。脳脊髄液《せきずい》は手の届かない中枢神経系の物語を伝える。尿と同じく、こうしたほかの体液も病気の証拠を与えることが期待できる。体液検査は、内視鏡の旧式で原始的なバージョンなのかもしれない。

しかし、ほかの体液とちがい、尿は腎臓から尿管の出口までのトラブルだけではなく、体全体の一見尿とは無関係な問題の情報まで伝える。赤い尿は腎臓結石か膀胱がんを示唆しているが、赤血球の遺伝子異常や筋肉の破壊から、最近ビーツのような赤いものを食べたことまで示している可能性がある。遠くにある肺の感染症の原因をあきらかにすることもある。また、離れている膵臓の不調を暴いて、糖尿病の原因を教えることもある。昔の医師は尿が甘いことを舌で確認して、糖尿病の診断を下していた。味蕾が唯一の分析手段だった時代のことだ。ありがたいことに現代ではそんな必要はないが、尿の秘密を解読していると、しばしばワインのソムリエになったような気分になる。

人体における先祖の海

医科大学を卒業して何年もたち、ERで働いていたとき、尿が賞賛に値する根本的な理由を発見した。診察する患者がどんな問題を抱えていようと、治療中の問題が熱、嘔吐、下痢、咳であっても、最近どれくらい尿が出ているかを必ず訊いたのだ。これは尿検査試験紙や顕微鏡も必要としない、じつに原始的な方法だが、腎臓で作られる尿量だけで患者の水分量の重要な指標になった。

水分摂取が少なかったり嘔吐や下痢で水分が失われたりして人体が脱水状態になると、通常は勢いのある血流が干ばつで干上がった流れのようによどみ、重要な臓器への栄養運搬が減ってしまう。腎臓は血流がとどこおっていることを察知すると、尿の蛇口をゆるめたり閉めたりして対応し、人体の水分量を維持しようとする。そして、濃くて黄色い悪臭のある尿を少量だけ排出する。病気や感染症によって患者の尿排出量が極端に減るのは、もっと深刻な病気の危険信号だ。たいてい、そうした患者はもっと詳しい診察と点滴による水分補給が必要となる。排出量は病気における尿の重要なメッセージなのだ。

脱水に対する標準的な治療は塩水、あるいは生理食塩水の点滴だ。中等度から重度の感染症の場合、生理食塩水の点滴によって患者はぐっと気分がよくなり、危険域だったバイタルサインも正常に戻る。さらに尿の流れもよくなり、勢いのない黄色の滴りから透明な大洪水に変わる。これもまた尿のメッセージで、こちらの場合は飛躍的に病状が改善したことを伝えている。現代医学の特効薬の効果や奇跡が起きたのではなく、たいてい生理食塩水の点滴によるものだ。

医科大学の一年生のとき、点滴用の輸液はどうしていつもしょっぱいのだろう、と不思議でならなかった。というのも、人の命は塩分が含まれていない真水に依存していると思えたからだ。真水は喉の渇きを癒やし、穀物を潤し、体を洗う唯一の液体だ。しかし、その新鮮な塩分のない水を血管に注入したら、たちまち害を及ぼして血液細胞は破裂し、脳は腫れ、脳卒中、昏睡《こんすい》を経て死にいたるだろう。通常、点滴で与えられる生理食塩水は、塩化ナトリウムを含むかなり塩気のある液体だ。わたしたちは真水の世界で暮らしているように見えるが、心臓を満たし、心臓が絶えず体じゅうに送りつづけているのは、真水よりは塩水に近い組成を持った液体であるという事実が浮かび上がってくる。それはなぜなのか？

その答えは、尿と、腎臓が尿を作る方法にあった。命のあるかぎり、腎臓は血液を濾過して作った尿を測定し、人体の水分量だけでなく塩分量も調整している。尿はほとんどが水分だが塩分も含んでいて、それによって人体の水分と電解質のバランスを保っているのだ。

病気になると、腎臓は無理をしてでも、この任務をこなそうとする。脱水状態に直面すると、血中のナトリウムと塩化物の濃度を高くし、カリウムの濃度を低くしようとする――おおよそ、海水の塩分濃度と同じぐらいに。人類の祖先は最初に海で進化し、その後、乾いた地面にすみかを求めて陸に這い上がってきたが、人体の中にはいまだに海が存在するのだ。血液を濾過して尿を作ることで、腎臓は血管の中にある原初の海を守り、生存に必要な塩分バランスを保っている。その働きがなく、さらに尿の健康的な流れがなければ、人類の先祖はけっして海を離れられなかっただろう。同じように、新生児は羊水という塩からい海から出たら、外の生活にけっして適応できなかっただろう。そもそも、羊水はほとんどすべてが胎児の尿でできている。というわけで、病気で尿の流れがとどこおるときは(患者が尿の出が悪いと訴えたり、親が病気の子供のおむつがあまり濡れていないと報告したりするとき)、人体が自分の中の先祖の海を、命を与えてくれた海を守ろうと闘っているときなのだ。

わたしの尿への愛は、腎臓への深い尊敬へとつながった。腎臓はつねに大量の血液を濾過し、尿量を調整し、成分を正しく混ぜ合わせる名シェフだ。腎臓は人体の生化学的バランスに包括的な役割を果たし、人が生きているかぎり目立たずにせっせと仕事をこなす。にもかかわらず腹部の奥に追いやられ、もっとカリスマ性がある有名な臓器の陰に隠れてしまっている。腎臓は臓器におけるロドニー・デンジャーフィールド〔アメリカの有名なコメディアン〕なのだ――受けて当然の尊敬は、けっして手に入れられない。

それでも、生涯にわたって尿を作る腎臓の努力によって慎重にバランスが維持され、ほかの人体のシステムも機能しつづける。たとえば、心臓の拍動、筋肉の動き、脳内のニューロンの活動のすべては体内のナトリウムイオンの満ち引きのおかげなのである。腎臓が血液を受け取り、それを尿に変えて体内の成分バランスを常に適切に保っているからこそ、わたしたちの脳はつねにバランスのとれた血液を受け取り、それを養分として思考を生み出すことができるのだ。

腎臓と肝臓の大いなるつながり

子供のとき、「大腿骨《だいたい》は膝の骨につながっている」と歌ったものだが、医師になると、人体のパーツについてさらに深いつながりを発見した。臓器の生態学を理解するようになり、さらに、患者の腎臓を——とりわけ腎臓が尿を作る任務を果たせなくなるのを——観察することによって、その概念は現実となった。

最初に腎不全について詳細に知ったのは、研修医としてICU（集中治療室）で働き、死にもっとも近い患者たちを担当していたときだった。毎朝、医師、看護師、セラピスト、さらに一、二名の薬剤師からなる大所帯のチームの一員として、ICUのまばゆく照らされた通路を回診した。わたしたちは患者一人ひとりの容態や検査値をチェックし、機能障害の臓器を確認した。ICUではあらゆる種類の臓器不全を目にした。心不全では血液はうっ滞し、患者の全身を体液で満たしてしまう。肺が働かなくなると、患者は呼吸不全のために人工呼吸器が必要になる。腸が働かないと、食べ物の移動がとどこおり、腹部膨張と嘔吐につながる。肝不全になると、患者は黄疸になり腹水でおなかがふくれる。代謝障害によって脳に毒がたまってしまう「肝性脳症」と呼ばれる状態も目にした。意識障害、見当識障害、譫妄など精神・神経症状が次々に現れる重篤な病気だ。ICUにはすべての病気の重症患者がいた。なかには入院によって譫妄を発症した患者まで。

腎臓がどの臓器よりも機能不全になりやすいのは意外だった。腎不全になると、尿の排出量はいちじるしく少なくなり、ときにはまったく出なくなってしまう。尿の生成が続いている場合でも、腎不全によって塩分の値が変化してバランスが崩れ、血流に老廃物が蓄積されていく。患者の疾患が尿管とはまったく関係がなくても、こういうことはしばしば起きる。人体の尿を作る臓器は、どの重病に直面してもとてつもなく脆弱《ぜいじゃく》に思えた。

こうした腎臓の不首尾がいちばん顕著に現れるのは、ＩＣＵの肝不全の患者だ。朝の回診で、チームが患者の血液と尿の検査結果を次々に読みあげていくとき、重症の肝不全患者が、いきなり腎不全の兆候まで示しはじめることにしばしば気づいた。尿量が落ちるか老廃物が増えるかして血液に特定の電解質を発見すると、肝臓だけではなく腎臓までが機能不全に加わった理由を解明するために一連の検査を入れることになった。しかし、たいていの場合、腎臓そのものには問題を発見できなかった。

たしかに、一度にひとつ以上の臓器が機能障害を起こすことはＩＣＵの患者では珍しくないし、ふたつの臓器がそろって障害を起こす理由について、生理学的な説明なら簡単に付けられる。たとえば、心不全を患っている患者では肺に血液がうっ滞して呼吸困難になり、呼吸不全にもつながる。肝不全の患者は、しばしば脳障害や譫妄を起こすが、それは代謝されない毒素がニューロンの機能を損なうからだ。さらに、一時的な譫妄であれ永続的な認知症であれ、脳障害によってうまく息が吸えないと、呼吸不全の原因となる。

しかし、腎臓と肝臓の機能不全については、納得できる説明が付けられなかった。たしかに、このふたつの臓器は同じ場所にある——右の腎臓は肝臓の裏側にぴったり寄り添っている。しかし、ほとんどすべての点で、つながりがないように思える。まったく機能が異なるし、共通の動脈や静脈もない。肝臓と腎臓は同じ腹部にある臓器というだけで、生理学的にかけ離れている。それでもＩＣＵで、このふたつが同時に機能不全に陥るのを何度も見てきた。

その状況には肝腎症候群《ヘパトレナル》という名前も付いている。このあいまいな名称は、たんに肝臓（ヘパト）と腎臓（レナル）を指しているだけにすぎない。一方、症候群（シンドローム）という言葉はラテン語で「いっしょに走る」という意味で、しばしば同時に発見されるものの、共通する明確な法則がない兆候や症状を集めたものだ。「症候群」とは、人体がある特定の働きをする理由について、専門家たちがわからない、ということを示す符号なのだ。肝腎症候群の場合、腎臓と肝臓の潜在する相互依存についてはまだ解明されていない。ただし腎不全は、たいてい肝硬変の患者が急速に死に近づいている兆候だ、ということはわかっている。そして、こうした患者の腎臓がすっかり機能しなくなっているとき、肝臓移植によって腎機能までが回復する理由も、やはり謎のままだ。

人体の絶望的な状態を教えてくれる尿を愛するようになったとき、腎臓にも独自の千里眼があることを知った。肝不全の患者で、肝臓の悪化に目を光らせねばならないときは腎臓機能を観察すればいいのだ。肝腎症候群の起源についてはきちんと説明できないが、それを利用することはできる。しかも、腎臓は別のタイプの深刻な病気に対しても、警告を発してくれる。心腎症候群は、よくわからない理由から腎不全にいたる心不全の最終ステージを意味する。肝臓の場合と同じように、いったん尿量が変化して、腎臓障害が起きると深刻な状況だと言える。多臓器機能障害症候群（ＭＯＤＳ）は重篤な病気で、臓器の壊滅的な機能障害がドミノさながら連続して起きることを指す。たいてい腎臓が最初に機能障害に陥り、その後、次から次にいくつもの臓器に機能障害が起きていく。

肝腎症候群と診断し、管理することで、患者を生態学的に見ることの重要性を知った。さまざまな臓器が互いにかかわり合って健康を維持しているが、病気になるといっそう強く依存しあうので、間接的な理由から診断にいたることがよくある。たとえば膵臓がんは、それが肝臓と胆道系に影響を及ぼしたために発見されることが多く、その時点から治療が開始される。一方、卵巣がんがあきらかになるのは、たいてい腸に障害が出てからだ。同じように、ＩＣＵの患者の疾患がどこの部位であっても、尿の流れと含有物が症状を語る。人体はたんに個々の臓器の集まりではなく、ある臓器の健康の手がかりが別の臓器に隠れているのだ。

体内の生態系で最重要の種

医科大学に行くまえは、自然における生態学を学んでいたが、医師としての訓練を積むうちに、医学の要は体の内部を生態学的に理解することだと気づいた。自然界と同じように、人体には多くの共生関係が存在し、その大半は筋が通ったものだ。たとえば心臓と肺は胸という生息場所を共有し、階段を駆け上がるときは同時にスピードアップし、休憩しているときはいっしょにペースダウンする。捕食者とその獲物の数が、均衡を保つように。しかし、腎臓と肝臓のような共生関係は、あまりあきらかになっていない。たとえば、樹木の根と地面の下に隠れた菌類の菌根関係も同様だ。相互に関連した人間の臓器は、まだ医学者が十分に解読していない血流信号という微妙で複雑な言語を通じて、互いにコミュニケーションをとっている。夜に遠吠えをして、謎めいたメッセージを送るオオカミと同じく、血液からの指示がどんな意味を持っているのかは想像するしかない。

自然界では、ひとつの種《しゅ》から別の種への影響は、人間の限られた知識では推測がほぼ不可能なので、ひとつの種が絶滅して、生態系のバランスが崩れかけることがある。そして、自然の生態系と同じように、体内の生態系のどこかが機能不全になると、人体全体の秩序が崩壊することにつながる。それは、もっとも進んだ科学的思考でも説明ができない。

　人間だけではなく、自然界とそのさまざまな住人が人体を取り囲んでいる。人間が体の外で営む生活には、相互に関連する生物たちがあふれているのだ。しかし、人体の内部でも、自然界と呼応するように多様な登場人物が体内の生態系を構成している。人は誰もがより大きな世界に属していると同時に、体の中にも統合された世界を抱えている。生態系の中に別の生態系が存在するのだ。

　腎臓は体内の一等地の不動産ではないかもしれないが、尿の生産を通して、ほかのすべての臓器を支えている体内の生態系におけるもっとも重要な種と言える。つねに尿の流れが順調でないと、全身のシステムが崩壊してしまう。腎臓は脆弱である代わりに予知能力がある。まさに人体の「炭鉱のカナリア〔炭坑内で飼われている、炭坑のガス漏れなどの危険を鳴いて知らせるカナリア〕」だ。そして、尿は人体が助けを求める叫び声となるのだ。

第10章 脂肪——隠れたヒーロー

アラスカのウトキアグヴィク〔旧バロー〕の通りを歩いていたとき、角を曲がって目に飛びこんできたのは、ぬるぬる光る大量のクジラの脂肪だった。小さな緑のトレーラーハウスの前の、雪が積もった芝生に散らばっていた。どの脂肪片も人の背丈ぐらいの長さがあり、幅六十センチ、厚み三十センチほどで、ピンクと黄色の絞り染めのような模様が入っていた。指先で脂肪を突いてみると硬くてべとついていて、ひんやりしていた。脂肪の山のあいだには、ほかの部位がころがっている。いくつもの大きな肉の塊。黒いヒゲの断片。ヒゲはクジラが海水から食べ物を漉すのに使っていたものだ。バランスボールと同じぐらいある大きな心臓には、わたしの太腿《ふともも》ぐらいの太さの切断された大動脈が付いたままだ。片側には木製のソリが置いてあった。このすべての肉を凍りついた海から運んでくるのに使われたのだ。そして、隣には長いナイフがあって、下の雪を血で赤く染めている。

アラスカ先住民の感染症リスクを調べる公衆衛生の調査研究のために、わたしはアラスカのアンカレッジまでやってきていた。前々から人体の極限状態に強くひかれていたので、調査が休みのときに、合衆国の最北端の町、ウトキアグヴィクを訪れることにした。そこで発見したのは、世界のどこでも厳しい地形や気候によって独特の食習慣が生まれる、ということだった。

脂肪の山に目を丸くしていると、トレーラーハウスの玄関が開き、野球帽をかぶって黒いサングラスをかけた男が出てきた。右手には大きな金属製フックを持っている。彼は地面にころがるフットボールぐらいの大きさの脂肪をまたぐと、フックの鋭い先端を塊に食いこませた。脂肪は衝撃でぶるぶる揺れた。男はフックの先に脂肪をぶらさげて、金属製の煙突から煙が上がっている家へと戻っていった。緑のトレーラーハウスの住人にとってこのすべての脂肪が食料で、今後何か月も暮らしを支えてくれるのだ。

西洋社会がアラスカを「発見」するまで、この地域のイヌピアットたちは陸地と海だけで生計を立てていた。一帯にはクジラ、セイウチ、アザラシ、といった驚くほど脂肪が豊富な動物がいる。一方で果物、野菜、穀物はほぼなかったので、伝統的なイヌピアットの食事にはそうした現実が反映されていた。ほぼすべての食事が動物由来で、アトキンス・

ダイエットやパレオ・ダイエットのように炭水化物の割合が低く、タンパク質と脂肪の割合がとてつもなく高かった。なにしろ、ここの人々が摂取するカロリーの半分以上は動物性脂肪なのだ。海洋哺乳類が生涯で体内に蓄える脂肪がイヌピアットの家族の地下室の氷《ひ》室《むろ》に蓄えられているわけだ。それは人間が自然界からいただいた命をつなぐエネルギー保存庫となる。

伝統的なイヌピアットの食生活は、医学生のときに学んだ健康と栄養学の教義にことごとく反していた。わたしは医師として、脂肪の多い食事は避けるように、とりわけ動物性脂肪はよくない、と患者に指導することを学んできた。心臓発作、脳卒中、代謝性疾患を減らすためだ。と同時に、肥満についても警告するように教えられた。もっとも医科大学を卒業しても、食べ物から摂取される脂肪と、体に蓄えられる脂肪が関係するのか、あるいはそのふたつの脂肪が血液中のコレステロールやトリグリセリドとどう関係しているのか、よくわからないままだった。最新の栄養科学では、わたしが患者に与えたアドバイスを裏づける根拠はほとんどなく、わかりにくく矛盾する説明しかつけられずにいる。それでも、ひとつだけはっきりしていることがある。あらゆる形の脂肪は解剖の敵だということだ。

しかし、北極圏では、脂肪はつねに健康と生存を意味した。現在のウトキアグヴィクの人々はもはや陸地と海からとれるものだけで生きているわけではなかったが、脂肪が散らばった芝生は、アメリカ郊外の手入れが行き届いた緑の芝生と同じく所有者の誇りだ。脂肪は人体にもっとも害を及ぼし肥満の元凶だと思ってきたが、ここでは脂肪は歓迎されていた。北極圏の命、ことに人間の命にまつわる物語は、基本的に脂肪をめぐる物語なのだ。

解剖に邪魔な脂肪

あるとき解剖実習でわたしが担当した遺体は肥満体の男性だった。解剖を始め、まず目にしたのは腰に付いた厚さ五センチの皮下脂肪層だ。それは熟成したチーズみたいな黄色味を帯び、半透明で、外科用メスで切りつけるたびにザクザクという音を立てた。初日は脂肪層の奥にある背中の筋肉が課題だった。

脂肪は皮膚のすぐ下にあることはよく知られているが、体の奥のほうに臓器を包むようにして、もっとたくさん存在していることを解剖によって発見した。心臓は黄色い脂肪でくるまれていて、医学の教科書にのっている心臓の写真とはまるで異なる色合いだった。黄色のハイライトが入った肉々しい赤い臓器ではなく、遺体の心臓は、ほぼ全体が黄色で、そこからわずかに赤い筋肉がのぞいているだけだ。腸はギトギトした黄色の帯で覆われ、小さな球状の脂肪の塊が大ぶりのネックレスさながら大腸全体からぶらさがっている。腸を横にどけて、腎臓があるはずの腹部の奥をのぞくと、大きな黄色の球が見えた。それを切開して、やっと彼の腎臓を発見できた。

脂肪があると解剖はやりにくいということがわかった。手袋と解剖用の金属製器具にべとついた跡をつけるし、すべりやすくなって器具を扱うのがむずかしくなった。遺体のどの場所にも小さな脂肪球が付いていて、着ていた緑のスクラブはたちまち脂肪の黒っぽい染みだらけになった。解剖実習室の温度は、においを減らし、脂肪が溶けださないように低く保たれている。しかし、どちらの目標も達成されなかった。遺体の脂肪はくさったチキンスープのようなにおいを放ち、あらゆる臓器をくるんでいたので解剖のすべての手順をややこしくした。

医科大学のために自分も献体しようと解剖実習の初日に決心すると、その決断には思いがけない副次的なメリットがあることに気づいた。年をとってもスリムでいるモチベーションになったのだ。平均的なアメリカ人の成人は毎年数キロずつ太っていき、体にどんどん脂肪を蓄えていく。自分自身のためではなくても、脂肪だらけの体の解剖と取り組む医学生のために、自分はその平均的な流れに抵抗しようと決意した。

遺体の男性が生きていたときは、脂肪だらけの肥満体の重みに苦しみ、膝ばかりか内臓にまで負担がかかっていたことが推測された。おそらく多くの太った人々と同じく、彼も人生のさまざまな場面で、とりわけ医療行為を受けたときに、うしろめたさを感じたことだろう。少なくとも医師からは栄養学的アドバイスがあったはずだ。

肥満は治療の妨げ

病院で生きている体を診るようになると、太った患者の診断はよりむずかしいことがわかった。脂肪層のために、聴診器で聞く心臓や肺の音が遠くなるし、腹部の臓器を詳しく触診することができないのももどかしかった。心臓の問題を反映する首の血管を診察することは重要な技術で、修得するために繰り返し練習しなくてはならなかった。それなのに、わずかに太りすぎの患者でさえ、首の脂肪によって血管の微妙な拍動を聞きとることができなかった。かたや、やせている患者だと、首の血管を見つけやすい。最後まで、首の拍動を調べることにはあまり熟練しなかったが、あまり問題ではなかった。というのも、主治医はたいていレントゲンやほかの画像診断を指示したので、首の拍動を調べなくても同じような情報を得られたからだ。

医学生のときにムンバイに行ったときは、肥満とは無関係な医療を目のあたりにした。わたしが出入りしていた公立病院にやってくるインド人患者たちは、貧困と栄養不良でことごとくやせていたのだ。しかも、重病になるまで医療を受ける余裕がなかったので、やつれはてていた。やせた人々の場合、わたしが学んできた診察をおこなうのは、アメリカでやるよりもずっと楽で、はるかに役に立った。

インド人医師たちの診察技術には心から賞賛を覚えた。アメリカ人医師たちが無能に思えたほどだ。インド人患者の多くは、画像診断費を払うことができなかったので、医師たちは身体診察だけで診断を下さざるをえなかった。アメリカ人医師はCTやMRIなどの画像診断を利用しすぎていると非難されても当然だが、非常に太った患者の場合、身体診察が役に立たないので、そうした検査が必要になる。身体診察の技術に頼るアメリカ人医師が減ることで技術は失われ、悪循環に拍車がかかっている。

肥満体の患者をどうにか診察できても、今度は脂肪が治療の妨げになった。腕の血管を見つけるのがひと苦労だし、血管に点滴をつなぐのはさらに大変だった。何度もやりなおさなくてはならず、患者には苦痛を与え、緊急の治療には遅れが出た。気管チューブを挿管しようとしても、肥満体の患者の場合は非常にむずかしかった。首の可動域も咽頭も狭く、気管がよく見えないのだ。正しい場所にチューブを挿管できないと、死を招く。だから、とても太った患者に挿管することを考えると、医師は冷や汗をかきかねない。さらに、こうした患者の場合、腰椎穿刺《せんし》はほぼ不可能だ。わたしが解剖した遺体の脂肪のように患者の腰回りに付いたぶ厚い脂肪層の前には、長い針で脊柱管を正確にねらおうとしても、むだな骨折りに思えてくる。

脂肪のせいで医療のあらゆる面で困難が生じ、肥満の患者は不必要に苦しむことになるのだ。

北極圏での貴重な資源

ウトキアグヴィクの春は捕鯨の季節で、イヌピアットの人々がどんなふうに脂肪を利用するのか、わたしはもっと知りたくなった。そこで、あちこち訊き回って、ハーマン・アーソックを紹介してもらった。ハーマンは捕鯨船の船長で、翌日、捕鯨のために海氷に出る予定でいた。同行していいかと頼み、グリーンピース（伝統的な捕鯨に反対する組織）のために働いているのではないことを信じてもらえると、捕鯨クルーへの参加を許可された。

翌朝、わたしたちはスノーモービルで岸を出発し、凍った北極海に出ていった。メンバーはハーマン、彼の十代の息子と娘、友人のグレッグ。岸からかなり離れると、ウトキアグヴィクはゆっくりと背後の地平線の下に沈んでいき、見渡すかぎり氷と空だけが広がった。さらに何十キロか進むと、ついに黒い海が現れ、純粋で汚れのない、まばゆいほど白い氷の風景は断ち切られた。わたしたちは氷の端にテントを設営し、海にホッキョククジラが現れるのを待つことになった。

それから、延々待った。狩りの大部分は、出産に立ち会う小児科医と似ている。長く退屈な待機がずっと続き、途中で興奮と行動がいきなり襲ってくるものの、それがいつになるのかはわからない。わたしは海面をじっと見つめ、遠くにホッキョククジラの姿がないかと目を凝らし、ゆるやかな海流にのって流れていく青白い氷山を眺めていた。海はとても冷たそうだったので、落ちたらどんなに肥満体だったとしても助かる見こみはなさそうだ。海洋哺乳類が断熱の必要から身につけているほど大量の脂肪は、人間の体にはどうあってもつかない。

大きな捕鯨工船を利用して大量のクジラを解体、加工していた二十世紀初頭の捕鯨会社は北極海のクジラの数を大幅に減らしたが、ハーマンは伝統的なやり方で捕鯨をおこなっている。彼はスノーモービルのうしろに、ウミアクという、縫い合わせたアザラシの皮で木の骨組みを覆った伝統的なボートをひいてきた。ウミアクは船首を海に向けて氷の端に置いておき、ホッキョククジラが接近したという知らせがあればすぐさま出発する。船内にはグレッグが買ってきた捕鯨銃が置いてあった。先祖が使っていた石や象牙《ぞうげ》の先端が付いた銛《もり》の現代版で、はるかに効率がいい。

わたしたちのキャンプのすぐ隣には、氷の縁沿いにホッキョクグマの新しい足跡がずっと続いていた。ふさふさした毛皮から落ちた羽毛のような抜け毛に囲まれた大きな足跡に、わたしは不安になった。クジラの姿を求めて海面に目をやるのと同じぐらい頻繁に、あちこちに散らばる白い氷の塊の陰からのぞいているクマがいないか、背後を振り返った。ホッキョクグマはアザラシを狩っていたのだろう、とハーマンは推測し、クマはまず最初に脂肪を食べる、と付け加えた。イヌピアットの人たちと同じようにホッキョクグマはちゃんと心得ていて、脂肪という貴重な資源を手に入れようとするのだ。近くにホッキョクグマが潜んでいると思うと、自分の腹の脂肪や脇腹の贅肉がやけに意識された――クマの主食としてだ。

イヌピアットの文化での脂肪の重要性についてハーマンにたずねると、彼はビニール袋を持ってきて、そこから生のクジラの脂肪の塊を取り出した。塊は白く、厚さ二・五センチほどの黒い皮膚が付いている。マクタクと呼ばれるイヌピアットの好物の伝統食だ。ハーマンはポケットナイフでそれを薄く切り、みんなにふるまった。わたしは薄片を噛みきり、唇を脂でヌルヌルにしながら食べてみた。海のにおいがして、思っていたほど硬くなかった。

おやつを食べながら、イヌピアットの血が半分入っているグレッグが、先住民族とは思えないとよく言われる、とぼやいた。彼の肌はハーマンよりも白かったが、同じ訛《なま》りでしゃべった。先祖の血を受け継いでいることのなによりの証拠として、グレッグはマクタクが好物だと打ち明けた。

「白人に見えるかもしれないけど、おれはイヌピアットの魂を持っているんだ」。脂肪を食べること（とりわけ生で）はイヌピアットのアイデンティティの真髄であるかのように、彼は語った。

その日遅く、ハーマンが大きな白いバケツを持ってきた。そこには純粋な脂らしきものが四分の三ぐらい入っていて、納屋みたいなにおいがした。木製スプーンを突っこんでかき回すと、表面に黒っぽい破片がいくつか浮いてきた。それはキニクタクと呼ばれるアザラシの脂に漬けた〝アザラシジャーキー〟だった。渡されたかけらは完全に脂肪に漬かっていて、ボトボトとバケツに脂が滴り落ちた。歯ごたえがあり、脂っぽく、においがきつかったがおいしかった。二枚目も喜んで食べ、わたしが三枚目を食べているときには、ハーマンの十代の子供たちは、ウトキアグヴィクのスーパーマーケットで買ったポテトチップスのほうがいいと、そちらを食べていた。

ハーマンによれば、バケツに入ったアザラシオイルは、イヌピアットの料理の万能調味料だそうだ。ディップや香りづけにも使われ、調理用オイルにもなる。イヌピアットが昔ながらの方法で作った石のランプのおもな燃料としても使われる。この地方には木がまったく生えず、したがって燃やせる薪もほぼないが、動物の脂肪は明かりや暖房を供給できるぐらい豊富にあり、唯一の可燃性燃料だった。ランプで脂肪を燃やすことは、熱とエネルギーを生産するために脂肪を食べて代謝することと、生化学的には同じだ。吹きさらしの氷の上で狩りをしているとき、脂肪だけが体を温められる食べ物だ、とハーマンもグレッグも口をそろえた。

北極圏では脂肪が生存の要になっているので、イヌピアットは命がけでそれを手に入れる。自分の下にある氷について考えてみた——低体温症での死からわたしたちを隔てているのは、溶けかけているわずか一メートルほどの厚さの氷だけだ。過去にも悲劇はしじゅう起こっていた。七十人とともに、氷上で漂流したときのことをグレッグは話した。その氷はとても大きかったので、短波ラジオでニュースが入ってくるまで、自分たちが陸地から離れたことにも気づかなかった。ヘリコプターの救出作戦で全員が助けられ、すべての装備も回収されたが、過去には漂流者の消息が二度と聞かれないこともあった。考えてみれば、かつてイヌピアットは食卓に脂肪をのせるためだけに、こうした不安定な春の氷上を犬ぞりで移動していたのだ。

狩りの二日目の昼頃、ついにクジラが数頭見えた。海面のかなたに水しぶきが上がり、いきなりホッキョククジラがジャンプし、尻尾とヒレで海面をたたいた。わたしが立ち上がって驚嘆の叫び声をあげると、ハーマンはわたしをただちに黙らせ、すわるように手振りで指示した。氷の塊の陰にしゃがむと、目を凝らした。ホッキョククジラは非常に大きな体にもかかわらず、すばらしい軽業を演じていた。黒い皮膚はなめらかそのもので、日光にまばゆく輝き、皮膚のすぐ下には、目には見えないが寒さから保護してくれる栄養たっぷりの脂肪層がある。

攻撃を仕掛けられるほどの距離に近づかないまま、ホッキョククジラは泳ぎ去った。その後一日、氷の上に滞在していると、数えきれないほどのアザラシとカモがやってきて、命の誕生について知らせてくれた。それは北極圏では夏のしるしだった。

しかし、それっきりクジラは目にしなかったので、冷えきった空手で家路についた。

答えはひとつではない

肥満は現代生活の問題で、アメリカじゅうで見られるように、アラスカでも広がっている。ハーマンはその一帯で会った、数少ないやせた人間のひとりだった。西洋社会と接触し、現代的な世界に飛びこんだ先住民のうち、イヌピアットはとりわけ急速な変化を遂げた。わずか数世代で、現代アメリカの典型的なデスクワークや車社会、スーパーマーケットいっぱいの食べ物の暮らしへと変化したのだ。炭水化物と加工食品が、それまでの肉と脂肪たっぷりの食事に侵入してきた。同時に脂肪は主食ではなくなり、オイルランプで使われなくなった代わりに体に現れつつあった。まさに現代の肥満の蔓延につながるこの変化に、顕著な運動不足が拍車をかけている。イヌピアットは、信じられないほど厳しい生死をかけた生活から、ソファでスナックを食べながらテレビを見るようになった。いわば早送りで現代化されたのだ。

過去には、大地の恵みで生きている大半の人々と同じように、イヌピアットは豊漁の季節には体に脂肪を蓄積した。それは獲物の少ない時期を生き延びるために役立った。人体の脂肪は、生殖器のように未来志向の存在で、将来の不漁に備えた保険だった。しかし、アメリカのほかの土地と同じように、現代の北極圏ではもはや飢饉《ききん》は存在せず、ごちそうがあるだけだ。

ウトキアグヴィクに旅してから二年後、わたしはアラスカの別の場所の病院で働いていたが、そこではかなりの高確率で肥満を目にした。アメリカ大陸から極北地域へ移住してきた男性は、こう語った。「こっちに来ると、みんな体重が増えるんです」。北極圏では渡り鳥やホッキョククジラのような海洋哺乳類は脂肪を蓄えるが、人間も同様のようだ。

食事の脂肪と体や内臓に付いた脂肪との複雑な関係をさらに理解するために、ボストンのマサチューセッツ総合病院の肥満・代謝・栄養研究所のリー・カプラン博士と話をした。脂肪と健康の謎について、彼は「答えはひとつではない」と言った。

カプランは人体のすべての脂肪が不健康なわけではなく、食事のすべての脂肪も同様だと考えている。高血圧、高コレステロール、糖尿病のような代謝性疾患と脂肪との関係もあきらかになっていない。民族による遺伝的ちがいがあるので、肥満に対する画一的な解決策は役に立たない。極北地域の先住民は特別な遺伝的適応によって、クジラの脂肪に多く含まれるオメガ3脂肪酸をほかの人々よりも効率的に利用できる、という最近の研究があるそうだ。これはイヌピアットが歴史的に動物性脂肪の多い食事をしているにもかかわらず、健康でコレステロール値も低い理由の説明になる。

同じ民族グループでも遺伝子的なちがいがかなりある、とカプランは説明した。人によって、どれだけ体に脂肪を付けるかセットポイントがある。カプランはそれを各家庭の室温の温度設定にたとえた。食事や運動療法にかかわらず、人体はそれぞれのセットポイントの脂肪量に執着するので、体重を減らすのに苦労する人もいれば、なかなか体重を増やせない人もいる。しかも、体の脂肪はいかなる生理学的な見解にもあてはまらない。というのも、内臓脂肪は、皮膚の下の脂肪とは生理学的にまったくちがう行動をとるからだ。じつは脂肪は複数の異なる臓器のようなもので、科学はその多くのちがいをやっと理解しはじめたところだ。

カプランは医師に対するきわめて厳しい言葉を用意していた。「肥満を疾患と呼んでいるくせに、ほかの疾患とはまったく異なる扱いをしている」。現代的なライフスタイルによって引き起こされるほかの病気には、「たんに効き目のある薬を服用するだけだ」。高血圧、高コレステロール、糖尿病を治療するためのさまざまな薬を彼は列挙した。しかし、肥満はちがう。「肥満となると、それを解決する唯一の方法は、現代的な生活を完全に変えることだと医師たちは考えている」とカプランは指摘した。なぜ医師が肥満についてはちがう見方をするのか、推論を述べた。「肥満は外側からわかりやすいし、食べる量を減らせば短期間のうちに体重を管理できるからだ」。その結果、医師は肥満を疾患ではなく、個人的な弱点とみなしがちなのだ。社会全体が医学界の主張に追随し、同じ態度をとってきた、とカプランは信じている。

病気であると同時に個人的な管理能力の欠如という要素を持つ、別の疾患をすぐさま思いついた――依存症だ。現在のオピオイド〔ケシの実から生成される麻薬性鎮痛薬やそれと同様の作用を示す合成鎮痛薬の総称〕の流行によって、医師は依存症を個人的な弱点や犯罪ではなく病気だと、少しずつみなすようになった。そして、ついに効果があると証明された薬で、依存症の治療を開始した。この数年で市場に出た肥満治療の新薬について、カプランにたずねてみた。「アメリカの医師には悲しいほど使われていない」という答えだった。彼は肥満の理由についての無知を非難し、わたしと同僚医師に「言行一致を忘れないように」といさめた。

医学界はようやく食事、脂肪、病気の謎の解明に取り組みはじめた、というのが実情なのだ。偏見だけではなく医学界の無知のせいで、患者に対する栄養的なアドバイスは頻繁に変わってきた。二十世紀後半には、十年ごとに悪者扱いされる食べ物が登場したかと思うと、すぐさま逆にそれを勧める、ということが起きた。「その結果、医師は信用されなくなった」とカプランは嘆いた。

カプランが研究所で患者を診断するときは、食事と運動だけではなく、ストレスなどのぐらい感じているか、ぐっすり眠れているか、特定の汚染物質にふれていないか、にも注目する。そのすべてが人体に脂肪をより多く蓄えさせ、体重を増加させる要因なのだ。摂取カロリーと消費カロリーの単純な計算式は人間の代謝の極端な単純化であり、患者にアドバイスする医師の助けにはならない。食事を減らし、運動を増やすことは、肥満の患者を病気にさせる確実な方法だ。それほど単純なことではないからだ。カプランが言うように、「人体の合計二万二千の遺伝子のうち、五千が代謝にかかわっている。当然、複雑に決まっているだろう。ほぼ無限の複雑さが存在するんだ」。

命の危険をもたらす肥満

医師になって数年たち、わたしはそれまで経験したことがないほど重い体重の患者を担当した。ナタリーは四十八歳の女性で体重が二百二十キロ以上あり、右脚の激痛でERに搬送されてきた。病室に入ったとたん、その巨体に圧倒された。病院の大きなベッドからはみだすほどで、ベッドの両側からまさに体が垂れていた。白髪交じりの金髪で、顔を痛みにゆがめている。

右脚が紫と白のまだらになっているのが見えた。片手で脚にふれると氷のように冷たく、脚の血流が遮断されていることがすぐにわかった。甲の脈を探ったが、指でも、看護師が運んできた血流計でも脈拍を見つけられなかった。

何が起きたかを確認するために至急CTスキャンをおこなう必要があったが、同時にできるだけ早く痛みを取り除きたかった。わたしは看護師にモルヒネを点滴するように指示した――通常の二倍の量を。CTスキャンをオーダーしてすぐに放射線科の技師から、ナタリーは大きすぎてスキャナーに入らないと報告があった。機械の体重制限をはるかに超過していたのだ。

CTをキャンセルして、脚の血管の超音波検査に切り替えると、動脈に血が流れていないことが確認できた。超音波では深い部分を見ることはできないので、何によって血流が妨げられているのかは正確にわからなかったが、おそらく血栓か大動脈解離だろうと推測した。理由はともかく、ナタリーは血流障害を取り除くために血管手術が必要になるだろうが、いちばん近い血管外科医が来るまでに少なくとも一時間はかかるし、今は時間が重要だった。血流が止まって六時間以内なら脚を残すことができる。ERに運ばれたときはすでに三時間近くが経過していた。すぐに移送しなければ、おそらく脚を失うだろう。

最寄りの大きな病院に電話して、常時待機《オンコール》の血管外科医と話をしたが、移送は受け入れられなかった。血管外科医が自分自身の病院のCT技師に確認したところ、ナタリーはその病院のCTにも重すぎるし、手術室のベッドにおさまらない、だから、どっちみち手術ができない、という答えだった。わたしは困惑しながら電話を切った。

次の手を考えていると、ナタリーが相変わらず激痛に苦しんでいると看護師が伝えてきた。そこで、やはり大容量のモルヒネの投与を指示した。二番目の病院、さらに次の病院に電話したが、同じ答え、同じ拒絶が返ってきた。いつも感じる。患者の移送というのは、営業担当者が有望そうな買い手を説得しているみたいだと。おまけに、たいてい電話に時間をとられすぎる。ナタリーの場合、わたしは営業に失敗しかけていたうえ、次々に電話をしているせいで処置が必要な別の患者を診られなくなっていた。胃の中に恐怖がふくらんできて、四番目の病院に断られたときには、その恐怖がパニックに変わった。わたしは無礼にも四番目の血管外科医を怒鳴りつけて電話を切った。彼らはナタリーが太りすぎているので気にかけてくれないのだ、とうらめしかった。

一方、モルヒネはほとんど痛みをやわらげていなかった。また追加し、さらに追加しながらも、薬のために呼吸がいっそう困難になるのではないかと不安になった。彼女の体格だと万一のときに気管挿管はほぼ不可能だ。しかし、痛みに苦しんでほしくなかった。

ついに五番目の病院が移送を受け入れてくれた。しかし、肥満体用ストレッチャーを備えた救急車を見つけるのに、さらに一時間かかった。六時間の上限が過ぎ、わたしは敗北感を味わっていた。そのうえ、彼女の痛みをやわらげることはほとんどできなかった。こんな短時間でこれほど大量のモルヒネを処方したことなどなかったというのに。

三日後、ナタリーを担当した血管外科医と話をした。彼はわたしの推測を裏づけた。脚の動脈に血栓が発見され、取り除かれた。ただし、症状はかなり進行していたので、もはや脚を残すことはできなかった。翌日、同じことが反対側の脚にも起きた。脚が冷たくなり、痛み、色がまだらになったのだ。外科医は血栓を発見し、今回は迅速に取り除くことができた。

ところがナタリーが入院して三日目、三番目の血栓が現れた。今回は肺にできる肺塞栓症だった。あらゆる努力にもかかわらず、彼女は心停止となり、息を吹き返すことはなかった。この恐ろしい結果に、血管外科医もわたしも驚きととまどいを感じたし、次々にできた血栓にふたりとも困惑した。血管外科医は肥満が命の危険をもたらしたと言い、わたしも同意した。脂肪は内分泌器官のように作用し、血栓の形成を促進するホルモンを分泌するのだ。ナタリーの人生の最後の数日に恐ろしい痛みをやわらげられなかったと知って、いっそう落ちこんだ。患者が不可解にも、とりわけ若くして死亡すると、わたしは何日もその症例を頭の中で反芻《はんすう》した。そして、別のやり方があったのではないかとあれこれ考えた。ナタリーの場合は、どうしても考えることをやめられない症例のひとつだ。

人体の脂肪は医療提供の質とスピードに影響を与えるが、ナタリーとの経験で、いちじるしい肥満の患者に医療を提供するには、システム的にも技術的にも障害があることが浮き彫りになった。わたしがどんなに手を尽くしてもナタリーは亡くなったかもしれないが、松葉杖から車椅子、CTスキャナーにいたるまであらゆる医療機器に限界があったとはいえ、彼女の体重が痛みや治療の困難さと密接に関連していたのは確かだった。

制度と倫理の問題

ナタリーの死から数か月後、さらに肥満体の三百六十キロ以上ある患者を担当した。彼は肥満によって身体障害者となり、何年も介護施設で暮らしていた。咳と熱が出て診察のために病院に行かねばならなくなると、施設から彼を連れ出すために、五十人以上の消防士が七時間かけて奮闘した。まず大きな見晴らし窓をはずし、車輪付きベッドを荷台付きトラックにそのまま乗せられるようにスロープを作った。そうやって彼は病院に運ばれてきたのだった。

医療制度の前では、しばしば肥満は非人間的な扱いをされる。荷台付きトラックで運ばれるのは、その極端な一例にすぎない。軽度、あるいは中程度の肥満の人々も、治療を受けようとすると、ちょっとした制度の冷たさに数えきれないほど遭遇する。たとえば、待合室の椅子や血圧計のカフが小さすぎるなど。しかし、非常に肥満体の患者は別の重要な疑問を投げかける。どこで線を引くべきなのか？　医療制度はあらゆる面で、体重四百五十キロの患者を想定するべきなのか？　患者の体脂肪のために、救命を期待できない限界が存在するのか？　最終的には、これは簡単には解決できない制度と倫理の問題だ。

敵か英雄か

ウトキアグヴィクを去る前夜、わたしは夕食にクジラの脂肪を食べた。ハーマンは氷室からマクタクの残りを出してきてくれたので、宿の小さなキッチンで黒い皮を切り取り、淡い色の脂肪を小さく切った。脂肪を溶かして、それで薄切りのじゃがいもを揚げるつもりだった——いわば「クジラの脂肪のフライドポテト」だ。

脂肪は人体でもっとも感情や批判が多く集まるだけでなく、文化の影響を受けやすい。コンロのフライパンでマクタクの塊がジュウジュウいっているのを眺めながら、北極圏では脂肪は敵ではなくヒーローだと思った。イヌピアットとその先祖は、脂肪のおかげで不毛な土地に住めるようになった。ほとんどのイヌピアットはかつてのように脂肪を主食にしていないが、新しい研究によると、ウトキアグヴィクのスーパーマーケットで売られている大半の食品よりも、クジラの脂肪はずっと健康的だという。現在、アメリカ疾病予防管理センター（ＣＤＣ）は、アラスカの先住民に、脂肪は多いが伝統的な食事をもっととるように奨励している。ようやく現代科学が昔からの知恵に追いついたのだ。

すべての人体は解剖学的に、社会経済および歴史的背景によってある程度作られている。医療従事者のあいだでは、医療産業におけるシステム的な問題ばかりか、脂肪への偏見が問題視されるようになってきた。それは改善のための第一歩だろう。長年にわたって偏った見方の栄養科学や思いこみを信じてきたあとで、医学界はついに脂肪を恥じることをやめようとしている。肉体の脂肪も、食事の脂肪も。そしてようやく、人体の形成という観点から、代謝、遺伝、食べ物の利便性という複雑な要素がからむ問題を検討しようとしている。

伝統的なイヌピアットの神話では、クジラの脂肪の神聖さについてどう語られているのだろう。不運にも、イヌピアットの伝統的な宗教についての情報はすっかり失われてしまい、土地と海だけではなく食べ物と遺伝によって形成された太古の考え方が、まったく残っていない。それでも脂肪を食べながら、ハーマンの祖先が、まばゆい巨大な海の哺乳類の魔法について、生命のみなぎる夏の輝かしさについて、そして山のように積み上げられた健康的でおいしく命を支えてくれる脂肪について、歌っている姿が目に浮かんだ。

第11章 肺——汚染物質を防ぐ神聖なバリア

一九六九年、アメリカ農務省（USDA）は、人間の食料としてふさわしいかどうかを判断するために家畜の調査を始めた。これまでもすべての動物の肉と臓器はUSDAによって検査されてきたが、この特別な調査はいつも以上に徹底しておこなわれた。政府の病理学者はアメリカのさまざまな食肉処理場から数百個の牛の肺を集め、両肺の枝分かれしているすべての気管を肺胞にいたるまで調べた。この調査の目的は、肺が人の食料として売られても安全かどうかを科学的に見極めることだった。

大量のサンプルから、病理学者は動物が吸いこんだほこりとカビ胞子《ほうし》を発見した。さらに、動物の肺に胃から入りこんだ少量の内容物も。政府の病理学者たちがさらに警戒したのは、多くの不純物が肺の奥の細い気管支内で発見されたことだ。そこは通常の検査の流れだと、食肉検査官が調べない場所だった。病理学者たちが羊と仔牛でも調査をおこなったところ、同じ不純物が発見された。

調査を命じたUSDAの役人にとって、解決策はひとつしかなかった。消費者保護と、すべての動物の肺を解剖することの非現実性を天秤《てんびん》にかけ、食料として肺の販売を完全に禁じたのだ。昔から多くの人々は肺を食べてきたが、一九七一年、連邦規則集（CFR）にその規定が追加されて以降、二〇二二年現在まで変更はない。今でも犬用には肺が売られている――多くの犬の飼い主によれば、歯ごたえのある肺の角切りがよくペットフード店で売られている。しかし、人間の食用としての肺は、USDAによるブラックリストにのせられた。

この経緯について、USDAの書類と連邦規則集で読み、この規定の医学的根拠に首をかしげた。誰もがカビ胞子とほこりを毎日、朝から晩まで吸いこんでいるので、大量では不健康かもしれないが、少量なら、とりたてて危険には思えなかったのだ。それと同じことが胃の内容物についても言えた。人々は今でもよく動物の胃袋を食べている。その胃の内側は、病理学者が肺に少量を発見して危惧《きぐ》した「不純物」と同じものに浸かっているのだ。わたしにとって肺の食用の禁止は、本当に危険なものから人々を守るというよりも、取るにたらないことを制度化したように思えた。

肺が語る人生の物語

胸の内側にあっても体の外の世界とつながっているので、肺は内臓のなかでも独特の存在だ。外界との境界線である皮膚のようなものだ。ただし、外の空気を内側に取りこむ。肺の内側の空気は、呼吸で入ってきては出ていく空気とつねにつながっている。すべての人の肺の中にはちっぽけな空気の私有地があり、この空気を通して人体は酸素を取り入れ、二酸化炭素を排出するのだ。

一九六九年に政府の病理学者が発見したように、不純物が入りこむのは肺がしじゅう空気中のほこりとカビの胞子にさらされていることを意味する。汚れのない唯一の肺は、まだ呼吸をしていない胎児の肺だが、新生児が最初の息を吸いこんだとたん、その完璧に清浄で無垢《むく》な肺は空気中の不純物で汚され、呼吸のたびに汚れが蓄積されていく。一般的に肺は毎日の仕事をよくこなし、つねに不純物を排出している。さもなければ、カビが吹雪《ふぶき》さながら乱れ飛んでいる地上で生きていくことは不可能だろう。

肺が人体の内側と外側の架け橋だという事実は、解剖実習室ではじめて肺を見たときに実感した。肺を見るために、解剖用メスで、鋭い刃が硬い骨にあたるまで皮膚と脂肪を切り開いた。それから丸鋸《まるのこ》で胸の両側の肋骨を切断すると、すでに開いていた腹部の臓器に骨の粉末が降り注いだ。さらに何本かの肋骨を切断して、ようやく同級生とわたしは胸壁を取り除き、ふたつの肺にはさまれた中央の心臓をあらわにした。たちまち、遺体の物語があきらかになった――その男性の肺には、ふたつの入道雲のように濃い灰色の染みが付いていたのだ。

健康な肺はみずみずしくてピンクがかったベージュ色をしているが、彼の肺は何十年にもわたって煙草のヤニや煙が気管支に入りこんだせいで、灰色に染まったのだった。遺体について、医学的および個人的な履歴はいっさい聞かされておらず、その人生についての唯一の手がかりは、体を切り開いたときに発見されるものだけだ。想像するのは自由だった。この男性の肺をひと目見ただけで、煙草を吸っていた頃の日常について、想像はふくらんだ。長年にわたって、ひっきりなしに唇にくわえていた煙草が目に浮かぶ。彼が患者としてやってきたら、その肺はどんな音がしただろう。おそらく喫煙者に共通である慢性炎症のチリチリ、ヒューヒューという音が聞こえたのではないだろうか。

その遺体の肺は、USDAの病理学者が危惧した動物の肺よりひどい状態だった。人間は動物よりもずっと多くの汚染物質を吸いこむ。ひとつには、多くの人間が意図的に煙草のような植物性の物質を燃やして吸っているからだ。体の玄関である肺は、大気汚染、木、化石燃料、アスベスト、炭塵《たんじん》といった産業廃棄物にさらされることに耐えている。考古学者は人類の祖先がいつから火を使って食べ物を調理するようになったのか、肺の中にたまった煤《すす》によって判断する。それもまた、古代の人体が語る死後の物語だ。日々の喫煙も内臓をひどく汚染する。

遺体の肺の色は、心臓で発見したこととも一致した。冠動脈が石灰化していて、手袋をはめた指のあいだで硬いカラメルのようにバリバリと砕けたのだ。喫煙は冠動脈疾患のいちばん大きな危険因子で、彼はほぼ確実にその疾患を抱えていただろう。肺に入ってきた毒素はしばしば血流に入りこんで遠くの臓器にまで影響を与え、煙草の煙の残留物は冠動脈も含め、全身の傷ついた血管をとりわけ痛めつける。結果として、彼は断続的に胸痛があったか、一度、または繰り返し心臓発作の前兆を感じていただろう。

遺体の中をのぞくのは、過去の病気の足跡をたどるだけでなく、その人が送ってきた人生を眺めることでもある。どの体も、体内のどの臓器にも語るべき健康や病気の話があるのだ。

その遺体の男性は健康ではなく、最終的に死にいたった急病の陰に、慢性病を抱えていた可能性があった。そうした病理学的な発見は、ＵＳＤＡの病理学者が動物の死後の検査をするときと同じような意味がある。どちらも病気の痕跡を探しているのだ。病気の動物の臓器を食べることは人間にとって医学的リスクになりうるが、一九六九年の動物の肺の調査で、病理学者はほとんどの臓器に病気の痕跡を認めなかった。発見していたら、肺のサンプルに対する糾弾を正当化できただろう。しかし彼らが発見したのは、動物が呼吸したことの証拠でしかなかったのだ。

肺の清浄さによるグレード

解剖実習が始まり、遺体の腹部の脂肪と体のさまざまな部分のラテン語名に首まで浸かって過ごしていた頃、わたしは牛と人間の筋肉について、もっと知りたいと考えた。ユダヤ教には、カシュルートという伝統的な食事の規定がある。ユダヤ人一家に生まれ、わたしはカシュルートの基本的なルールなら知っていた。乳製品と肉は別々にし、貝と豚肉は避ける。ただ、あまり知られていない基準があると、ラビ〔ユダヤ教の指導者〕から教わったことがある。生きていたときに重症肺炎にかかった牛は、もはやコーシャ〔ユダヤ教の戒律に従った清浄な食べ物〕ではないのだ。

健康な動物や人間が呼吸をするたびに、肺はふくらんだりしぼんだりする。このとき、肺の表面と胸壁の内側を覆っている二枚の薄い膜、胸膜のおかげで、肺はなめらかに動くことができる。しかし、胸膜に重症の炎症が起きると、二枚はくっついてしまう。肺炎が治ると、癒着した胸膜には傷痕のように白い繊維組織ができている。いわばＵＳＤＡの病理学者のカシュルート版で、訓練を受けて食肉を切りさばくショーヘートは慎重に動物の肺を調べ、肺炎にかかった痕跡がないかを探す。こうした傷痕は過去の病気の証拠であり、どれもカシュルートに背くおそれがあった。アシュケナージ系ユダヤ人〔ドイツおよび東欧に居住していたユダヤ人〕の伝統に従って、こうした癒着の数と大きさがコーシャのグレードを決定する。最上はグラットと呼ばれ、イディッシュ語で「なめらか」という意味だ。それは傷痕のない肺の状態を表している。

　いちばん重要なのは、傷痕に肺まで到達するような穴が開いているかどうかをショーヘートが調べる作業だ。牛が解体されると、ただちにショーヘートは胸腔から肺を取り出す。牛の気管に空気ホースを差しこみ、空気を送りこむと、肺は大きなパンのように急激に二倍ほどにふくらむ。ショーヘートは両手に水をくみ、こぼさないように気をつけながら、肺の傷痕のひとつにあてる。傷で肺に穴が開いていたら、肺の中の空気が泡になって浮かぶだろう。修理工がパンクしたタイヤを調べるときのように。外側から体の内部まで貫通する穴は牛が損傷している、つまりその牛がコーシャではないという証拠だった。泡は診断基準なのだ。

カシュルートの清浄と健康の概念は、体の内側と外側の世界とのあいだのバリアが神聖であることに立脚している。清浄さを保つには、外界を入れないようにしなくてはならない。これは多くの文化で、家や礼拝の場に入るときに靴を脱ぐことに通じる。動物や人間が肺から汚染物質を吸いこむと、奥にある肺胞にまで流れこんでいく。しかし、本当に内側に入ったわけではなく、肺の空気は外気とつながったままだ。肉体の本当の敷居と呼べるのは、気管支の先にある肺胞の内壁なのだ。その神聖なバリアに穴が開いたら、外界の汚れが中に、つまり体の内側に入りこむ道になり、無垢と清浄が汚されたとみなされる。

コーシャかどうかを調べる検査にとって、肺はいちばん重要な存在だ。動物の体のあらゆる部分、たとえランプ肉にとっても、肺が清浄さに関する特別なカギを握っているからだ。過去にショーヘートたちはカシュルートを定めるために十八の異なる体の部位を調べ、あらゆる種類の欠陥を探したが、何世紀にもわたる経験によって、どの部位よりも肺で重大な発見が得られることがわかった。すべての欠陥の大部分は肺で見つかったので、特殊な場合をのぞき、ほかの十七か所を調べる手間が省けた。

それは解剖学的にも筋が通っている。体の入口で警護し、外界の微生物の攻撃と汚染物質に耐えている臓器として、肺は体の代理人の役目をつとめているのだ。だから、コーシャのための解剖は肺をどの臓器よりも重視し、肺が病気の兆候を示していると、その動物の体全体が人間の食料には不適格だとみなされる。

食用禁止規定による影響

アメリカでは、動物が死んで肺が体から取り出された瞬間から、特別な規定が適用される。そもそもUSDAの調査のきっかけとなったできごとを推測できるような歴史的背景がないか、USDA、国立公文書館、国立農業図書館で政府の記録を調べてみたが、何ひとつ見つからなかった。USDAの役人ですら、食用の禁止につながった最初の要因を発見できなかった。

法律の専門家に相談しても、大半の人はその規定を知らなかった。ペンシルベニア大学法学部の学部長で食品規制の専門家であるセオドア・ルガーによれば、肺に対する法律は惰性《だせい》による規定の完璧な一例だそうだ。まだ規則集にのっているのは、それを引っくりかえすために大きな圧力がかけられていないからにすぎない。ルガーはこう説明した。「時代遅れの規則というのは、ありふれたものです。とりわけ、影響が比較的軽微な政策分野では、法律を正すために働きかけるほどのエネルギーが存在しないのです」。世間からもほとんど要望がなく、産業からもたいした後押しがなければ、肺を食べることの安全性を見直すことにUSDAはわざわざ取り組もうとはしないだろう。

意外にもスコットランドからは、肺の食用禁止の規定を撤廃するほど大きな圧力がかけられている。肺はハギスの典型的な材料なのだ。スコットランドで愛されているこの料理は、内臓——通常は心臓、肝臓、肺——を動物の胃に詰めて調理する。ボロボロと崩れるようにやわらかい食感の肺は、この伝統料理で欠かせない材料だと、ハギスの愛好家たちは主張している。

わたしはスコットランドの旅でハギスを食べたことがある。さまざまな肉、チーズ、パンと並んで、ホテルのボリュームのある朝食の一部としてハギスが出されたのだ。円形にスライスされたハギスは薄茶色で崩れやすく、上にオーツ麦と大麦が散らされていた。小さなひと切れを口に入れたとき感じたのはレバーの味だけで、そのときはアメリカでは禁止されている内臓を食べているとは思いもしなかった。レバーの圧倒的な味わいがほかの味をほぼ消してしまい、あとから肺が入っていたのを知って、豆腐の内臓版のようだと思った。食材がなんであれ、いっしょに調理したものの味が染みこんでしまうからだ。

イギリスはアメリカで肺の食用禁止規定が一九七一年に法制化されて以来、見直しを求めてきた。スコットランドからアメリカにハギスを輸入できないからだ。イギリスの環境・食糧・農村地域省元大臣のオーウェン・パターソンは、その規定は健康への論理的な懸念に基づいたものではない、と言っている。イギリスはハギスをほかの多くの国に輸出しているが、彼の知るかぎり、一度も製品の安全性について苦情が出たことはない、と主張し、こう不満を述べた。「誤った根拠でアメリカ製品の輸入を禁止するたびに、アメリカはEUに憤慨する。それならアメリカも同じことをするべきじゃない」。彼はいらだっているようだったが、それも当然だと思えた。

二〇一二年から二〇一四年にかけて何度か渡米した際に、パターソンは法制化からすでに何十年もたってしまった肺の食用を禁じる規定を見直すようにと要求したが、成功しなかった。たしかに、アメリカへのハギスの輸出量はスコッチ・ウィスキーの輸出量にはまるで及ばないと、パターソンは認めた。スコッチ・ウィスキーは「ずばぬけて」輸出量の多い食品なのだ。とはいえ、イギリスのEU離脱後〔二〇二〇年二月一日離脱〕にイギリスとアメリカの二国間の貿易協定の交渉において、ハギスが一番目の論点になることを彼は期待していた〔二〇二二年一月に規制緩和されたが、申請手続きの複雑さもあり輸入はまだ実現していない〕。

肺を食べる文化

しかし、肺を食べるのはスコットランド人だけではない。アメリカでは禁止されるまで、肺は世界のさまざまな国からの移民たちによって食べられていた。たとえばランゲン・シチューは東ヨーロッパのユダヤ人によって食べられている牛の肺のスープだ。とはいえ、わたしのユダヤ人家族は誰も食べたことがなかったが。ブルックリンにいる家族ぐるみでつきあいのある友人は、ランゲン・シチューのレシピをとても自慢にしていたが、彼女自身は四十年間、作ったことがなかった。それでもどんなふうにして気管や血管を切り落とし、肺を下ゆでし、その薄膜（胸膜）を取り除くかについて語ってくれた。下処理のあと細かくきざんで、タマネギ、ニンジン、ときにはジャガイモといっしょに煮こみ、そのできあがりは「ほっぺたが落ちそうなほどおいしい」と自慢げだった。

幼なじみの友人の母親はイタリアのトスカーナ地方からの移民の娘だったが、コラテッラのレシピを教えてくれた。肺を含む内臓の伝統料理で、父親の故郷のルッカでは手押し車で売られていたそうだ。レシピでは調理前に肺をたたいて空気を抜く必要があった。肺は肉よりも空気を多く含んでいることを忘れてはならない。

わたしがたずねた多くの人が、何十年も前に食堂やレストランで出されていた肺料理を覚えていた。別の友人の父親は子供時代、ニュージャージー州ベイヨンにある、現在では閉店してしまったレストラン〈グリーンスパンズ〉で家族で夕食をとるときは、いつも肺を注文したと話してくれた。濃いグレイビーソースがかかったやわらかい肉料理で、肺の一部だとひと目でわかったそうだ。その料理はこってりして脂っぽく濃厚で、「スポンジみたいな食感で、ともかくうまかった」。最近まで、その肺が違法だということを彼は知らなかった。というのも、子供時代の料理を再現してみようとして肉屋に訊き、はじめて禁止について知ったのだ。ほかの人々と同じように、彼もまた肺を食べられなくなってしまったことを嘆き、いまや過去となったお気に入りの食べ物について喜々として語ってくれた。

何か月か禁止規定について調べ、おいしそうな肺料理について話をしたあとで、もう一度肺を食べてみようと決心した（今回は意識して）。ただ、探そうとしたものの、アメリカ北東部にあるという、動物の肺を売っているブラックマーケットは見つけられなかった。次に外国に行く機会を待つことにした。それからしばらくして、イスラエルへの旅の準備をしているあいだに、向こうでツアーガイドをしている友人から、あるブルガリア料理のレストランがメニューに肺料理をのせていると聞いた。

長い飛行機の旅と、数日にわたって義理の親戚たちを訪ねたあとで、テルアビブのヤッファ地区にある〈モンカ〉というそのレストランに足を運んだ。店内に客はひとりもいなくて、わたしたちが入っていったとき、ウェイターは外にすわって煙草を吸っていた。解剖実習室で過ごした日々に知った喫煙と肺の関係が頭をよぎった。わたしは妻のアナといっしょにすわり、一歳の息子は幼児用のいすにすわった。メインディッシュのリストの最後に、「仔羊の肺のジュース煮こみ」という料理があった。ついに禁断の果実を発見したのだ。

ウェイターがやってきた。まず妻がサラダを注文した。ウェイターはメモに走り書きしてうなずいた。わたしが自分の注文をすると、ウェイターの手が止まった。ペン先をメモ用紙に押しつけたまま、彼はじっとわたしを見つめた。「どういうものか本当に知ってるんですか？」

妻に通訳してもらって、わたしは答えた。「ええ、アメリカでは食べられないので、すごくわくわくしているんです」

肺の料理はもっぱら年配のブルガリア人、ルーマニア人、トルコ人の客が注文する、と彼は説明した。わたしたちのような観光客は絶対に頼まないので、彼は驚いたのだ。〈モンカ〉はイスラエルが建国された年、一九四八年に開店して以来肺料理で有名だったが、最近では肺のジュース煮こみより人気のあるモツのスープで有名になっている。

どうして肺はそれほど人気ではないのかと質問すると、「料理の仕方をみんな知らないからですよ」とウェイターは答えた。彼もレシピを知らなかった。彼の兄が〈モンカ〉の肺料理専門のシェフをしていた。ウェイターが知っているのは、とても長い時間、肺をト

第11章　肺

汚染物質を防ぐ神聖なバリア

マトジュースでぐつぐつ煮なくてはならない、ということだけだった。

料理が運ばれてくると、皿半分に薄茶色のつややかな豆と、こんもりと盛られたライスがのっていた。もう半分は仔羊の肺の塊が占めていた。光沢のある肉は薄いピンクがかった茶色で、煙草のヤニや灰色の染みは見てとれなかった。肉片は光沢があり、胸膜はレストランの頭上の照明を反射して、玉虫色に輝いている。

肉を切ると、一瞬、解剖実習室に戻った気がした。ナイフとフォークで切断すると、やわらかい肉の中にある無数の空洞をつなぐ気管支が現れた。生きているとき、この空間は空気で満たされていたが、今は薄いトマトグレイビーで満たされ、透明がかったキャベツの細切りをまとっている。肺は一センチちょっとの大きさの立方体になった。かつては肺全体をまとめるためにくっついていた部分が長時間煮こまれて、ばらばらになったのだった。

ライスとつやつやしたやわらかい豆といっしょに肺の小片を口に入れると、仔羊が地上での最後の数日間に吸いこんだカビ胞子とほこりも、おそらくいっしょに食べているのだ、という事実が頭に浮かんだ。しかし、USDAの連邦規則集で「不純物」とレッテルを貼られたものは、わたしにも家族にも何の害も及ぼさないだろう。それどころか、食事の栄養価を高めさえするかもしれない。どちらにしても、カビ胞子やほこりを含め、人間が吸うものの大半は胃に飲みこまれてしまう。というのも、誤嚥した食べ物を除去するために役立っている粘液繊毛クリアランスが、吸いこまれた粒子を喉のほうへと押し出しているからだ。無意識のうちにわたしたちは、それを粘液とともに飲みこみ、人体にプログラムされた独特の方法で朝から晩まで肺からゴミを取り除いている。肺の食用禁止は汚染物質から人々を守ろうとしているのだろうが、じつはそのまさに汚染物質をひっきりなしに摂取しているわけだ。さらに、空気中にカビ胞子とほこりがいかに多いかを考えると、人が口に入れるあらゆる食べ物はそれらをたっぷりと含んでいるだろう。

肺はやわらかくおいしく、肉とトマトが渾然《こんぜん》一体となった味わいがした。息子はまだ食べ物の好みが発達していなかったし、嫌悪感もないので、わたしの料理を少し分けてやった。息子もすっかりその料理が気に入った。アナですら、これまでにわたしが勧めた内臓料理のいくつかみたいに不快ではない、と言ったほどだ。

生きているあいだ、動物のすべての内臓は互いに結びついているが、体から取り出されたとたん、社会経済や文化、その民族が定義する料理の概念に支配される。多くの文化で、肺は下層階級の食べ物だとみなされているが、そもそも食品科学の客観性は見せかけで、じつは大衆の好みを反映していたという歴史もあるほどだ。どの内臓を食べるかの選択は、解剖学や生理学ではなく、文化と階層に、そして味よりは習慣や伝統に深くかかわっている。

体が死後に開かれるとき、人間と空気を吸う動物すべての肺は、体の外側と内側の関係を反映している。どこであっても、肺は生涯の空気の出入りについて、酸素と二酸化炭素の交換とその重要性の物語を語ってくれるだろう。アメリカで禁止されたように、法律の概念が変わることもある。個人的な意見では、肺はとてもヘルシーな食べ物だが、アメリカでは合法的に食べられないというだけなのだ。

第12章　目——もっとも優美でもっとも脆《もろ》い器官

最後に見たのは、火花のシャワーだ、とフレッドは言った。ペンシルベニア州で注文対応の金属加工職人をしているフレッドは、新しいドアを取り付けようと、研磨機の回転するホイールを蝶番《ちょうつがい》にあてていた。その作業では、高熱の金属片が一斉射撃の銃弾の破片さながら床に飛び散った。別の角度から蝶番を磨こうとして研磨機の位置を変え、ふたたびホイールが蝶番にふれたとたん、彼は右目に刺すような鋭い痛みを感じた。痛みにもかかわらず、彼はわたしが働いているERまで右目をつぶったまま運転してきたのだった。

フレッドはERの待合室を行ったり来たりしながら、何が起きたのかを腹立たしげにしゃべりまくっていた。

「金属片のやつが、おれの目を引っかいたみてえなんだ！」。彼はわめいた。

フレッドの短い金髪は汗まみれで、グリースでよごれた片手を傷ついた目にぎゅっと押し当てている。頭ひとつ分わたしよりも背が高く、体のもっとも敏感な部分を怪我して、野生の獣《けもの》みたいに診療室をのしのし歩き回っているので、わたしはいささか落ち着かなくなった。すわるように頼んでも、聞き入れようとしなかった。

目の疾患を診断し、治療することは、人体の単純な事実に反する——人体は診察する医師の手も含めて、目に物を入れない構造になっているからだ。フレッドがグリースの付いた右手を押し当てていることで、傷ついた目にいっそう損傷を与えるのではないかと、気が気ではなかった。最初に受けた傷やチクチクする症状のせいで目をこすり、いっそう目を傷つけることがよくあるのだ。痛みを取り除くからと約束して、ようやく彼をベッドにすわらせ、右手を顔からそっと離すことに成功した。彼は右目をろくに開けられなかったが、その一瞬で傷が見えた。けいれんしている上下のまぶたのあいだに血の赤い色が光っていた。

人体でもっとも敏感な部分

ERの医師は、顔の怪我がありふれたものだと知っている。わたしもERの医師として働きはじめたとき、酔っ払って転倒すると、顔はその衝撃をもろに受けやすいと知った。しかし、顔を怪我した多くの患者を診るうちに、ある共通する特徴に気づいた。眼球を打つことは驚くほどまれだということだ。

患者の顔が紫色のあざだらけになり、目が開けられないほど目の縁が大きく腫れ、鼻《び》梁《りょう》はつぶれ、そのわきの鼻腔が砕けて血液や骨のかけらでいっぱいになっている、という状態はたびたび見てきた。しかし、まぶたをこじ開けたことは一度もなかった。そういうときでも、眼球は眼窩の脂肪のクッションに無傷で居心地よく鎮座していた。眼球をどの方向にも動かせて、中央の黒い瞳孔《どうこう》に光をあてると細くなり、フレッドの目で見たような出血が見られないなら、眼球は怪我をまぬがれたものと判断できる。

人間の顔は、非常に重要でとても繊細な眼球を怪我から守るように巧みに作られているのだ。眼球は眼窩と呼ばれる骨のくぼみに深く埋もれ、眼窩は四方に盾のように張り出している円形の骨で縁どられている。目の上は額との境界線になっていて、眉毛のある骨の出っ張りは、目を守るひさしのように前に突き出ている。目の下にはやはり突出物である頬もある。鼻梁はいくつかの突起物で眼球を守り、目の端は顔のはずれの、これまた硬い骨があるこめかみに近い。眼窩を囲む一帯は、拳、テーブルの角など、ぶつかってくるものを防ぐためにうまくデザインされていて、たいていは成功している。

さらに、目を守るために、人体には研ぎ澄まされた反射神経が組みこまれている。とっさに一歩さがったり、飛んでくる物体を手で防いだりする反応が体に染みついているのだ。まぶたは飛んでくるゴミを防ぐために反射的にまばたきをするし、接近する物体が安全だと脳では理解していても、ずっと開いたままでいることに抵抗する。正直に言えば、本能によって、わたしは目にコンタクトレンズを入れることをなかなか習得できなかったし、いまだに目薬を差すのにひと苦労する。目に入りこんだ微細な物体を医師が探さねばならないとき、患者がこうした条件反射的な反応を抑えるのはとりわけむずかしい。

人体の顔の構造が示唆しているのは、目はとびきり重要で、とても脆《もろ》いということだ。数々の用心にもかかわらず、いろいろなものがゴールキーパーをすりぬけて目に入ってしまう。

そうした異物は体の中でもっともわずらわしい現象になる。体のほかの部分だったらほとんど気づきもしないほこりですら、目に入るといらだたしく、放置できないだろう。ゴミを防ぐためにまぶたの縁に取り付けられている特別な毛、とても細い睫毛《まつげ》ですら、抜けて目に入るとたちまち大騒ぎになる。

眼球のつねに湿っている表面は、人体でもっとも敏感な部分だ。この点で、目は睾丸と似ている。どちらの器官でも、加えられた力や損傷の大小にかかわらず強い痛みをもたらす。卵巣も敏感だが、周囲にある骨盤によって直接の打撃を防いでいる。人体でもっとも敏感で、もっとも脆い部分は、どれも一対の繊細な球形として存在しているのだ。

傷ついた眼球

患者が目の中に何か入れてしまったとき、異物は必ずしも眼球の内部にあるわけではない。異物はしばしば眼球の表面やまぶたの裏側にある皺《しわ》の中で発見される。だから、わたしがフレッドの金属片を探したのも、その部分だった。

わたしはERの診断器具や〝眼科箱〟から麻酔薬の小さなボトルを取り出した。指示に従い、フレッドはベッドに横たわると頭をそらし、天井を見上げた。右目の内側の隅に数滴を垂らすと、液体は一瞬そこにたまってから、まぶたのあいだに流れ出して表面に広がったので、眼球は濡れてつやつや輝いた。眼球の表面を完全に麻痺させる薬剤は、医療においてもっとも効果的な手段のひとつだ。麻酔薬がなければ、患者と医師の両方にとって異物の除去はずっと苛酷なものになっただろう。

一分ほどして薬が効いてくると、フレッドは目を開けられるようになった。刺すような痛みから解放され、こわばっていた顔の筋肉もようやくリラックスした。彼の背後の壁のホルダーからペンライトを取り、調べるためにかがみこんだ。フレッドの右目に手を近づけると頭がのけぞり、不安そうな様子から、本能的な防御姿勢をとるまいと苦労しているのがうかがえた。

「じっとしていてください」。彼の顔からほんの十センチぐらいまで顔を近づけた。モーターオイルのようなにおいがした。

左手の指でまぶたを広げてペンライトで目の表面を調べ、異物の小さな黒い点がないかと探した。目の中央の黒い瞳孔は茶色の虹彩に囲まれ、どちらも角膜で覆われていて、光を反射する透明なドームのようだ。どこにも点も引っかき傷もなかった。白目をじっくりと観察した。ところどころドラゴンフルーツの外皮のようなくすんだピンク色になっている。人体が傷つくとつねにそうだが、傷ついた眼球を修復するため血液が流れこんできたのだ。涙もあふれていた。侵入者を洗い流そうとする人体の努力だ。

目の異物を徹底的に探す場合、まぶたを裏返しにしなくてはならない。まぶたの裏側にくっつき、まばたきするたびに何度も角膜を傷つけている異物をこれまでたくさん発見してきた。眼科箱から滅菌綿棒を取り出すと、やわらかい球状の先端をそっとフレッドの上まぶたの正面にあてがった。反対の手で睫毛をつまむと引っぱりあげ、まぶたをめくって湿ったピンクの裏側をあらわにする。こういう診察は、最初に教えられたときはむずかしく、なかなかできなかった。涙のにじんだまぶたはすべりやすくてつまみにくかったし、無理やり引っぱってめくることに躊躇を覚えた。自分自身の目が敏感なので、相手の目を乱暴に扱うことに気後れしたのだ。

何年も診療するうちに、ほかの気の進まない医療処置も含めて、わたしの手技はどんどん速く正確になっていった。目に対しては適度な手荒さを学んだが、眼科医のようにはなれないだろう。なにしろ彼らは手術のとき、ピンセットで眼球をつかみ、切開するのだから。

フレッドの目のあらゆる隙間を念入りに探したが、金属の破片はまったく見つからなかったので、ライトを消して立ち上がった。

「何も見つかりませんね」。わたしはフレッドに告げた。彼は疑わしげな目でわたしを見つめた。その目つきは、何かが――たいていはコンタクトレンズだが――まだ目に残っている、と信じる多くの患者から頻繁に向けられる。なくしたレンズが眼球の裏側に落ちてしまうのではないかと心配する患者すらいた。そうした状況では、徹底的な実りのない捜索を演じてから、おそらくコンタクトレンズはすでにはずれてしまい、今はただ名残の痛みを感じているだけだ、と説明した。さらに、まぶたの内側の隙間は行き止まりになっているので、何かがそこから先に落ちることはない、と説明した。しかし、患者はしばしば説明に納得しようとせず、不信感をありありと顔に浮かべていた。ちょうど今のフレッドのように。

何かが目に入る感覚はきわめて直感的なものなので、人は本能的にそれを信じ、医師がきちんと探さなかったにちがいないと思いがちだ。目に入った何かを探してもらいたがる多くの患者には——喉に何か引っかかっていると感じる患者も同じだが——たいてい、引っかき傷以外は何もない。

しかし、フレッドの場合はちがった。わたしは彼にもうひとつの可能性を告げた——金属片が眼球に入っているかもしれないと。研磨機のホイールは高速で回転し、そこから飛び散る高熱の金属片は、眼球の表面を貫くほどの速度で飛んでくる。眼球内の異物はめったにないが、そうなると、しばしばはっきりした兆候が出る。眼球は水風船のように破裂し、内部の粘性の高い液体が漏れ出してしぼみ、眼球の白い表面は皺が寄り、よじれてしまう。瞳孔も引っぱられていつもの円形から涙型になるか、細く黒い線になって周囲の虹彩に流れこんでしまう。

傷害を受けても、フレッドのように一見したところ正常に見えることもある。彼の眼球はちゃんとふくらんでいるし、瞳孔は完全な円形だった。しかし、肉眼で確認できることには限界があり、異物が入っても、多くの患者は角膜に引っかき傷があるという診断だけで終わる。見逃された眼球内の異物は放置されたら、視力を失わせるおそれがある。わたしの知る唯一の確実な方法は、フレッドの眼球をCTスキャンでのぞくことだった。コンピューターにCTのオーダーを打ちこみ、結果を待った。

感情に正直な器官

一見、医師の仕事は純粋に科学的かつ技術的なものに思えるかもしれないが、患者との意思疎通は、やはり本質的に社交的な活動だ。医学生のときに、もっとも重要な教訓を得られたのは、教室の講義や人体の標本を顕微鏡でのぞいたときではなく、配慮のない医師が患者やその家族と対応するのを目のあたりにしたときだった。たいていは終末期の話し合いの場だったが、型にはまった医師の対応や乏しいコミュニケーションスキルが、患者やその家族をあきらかに動揺させていた。あるとき、急いでいた主治医が聴診器で患者の心臓か肺の音を聞いているのを目にした。女性患者はトイレにすわっていた。まちがいなく彼女は屈辱を感じていたし、気の毒な女性に対する医師の態度は非人間的だった。これらは今までに目にした言語道断の例だが、いつまでも記憶に残り、自分自身の診療スタイルを作るのに役立った。

あるとびぬけて不器用な医師の前で、わたし自身が患者だった経験がある。医学生のときに検診を受けたときのことだが、医師はずっとコンピューター画面に目をやっていて、話しているあいだじゅう指はキーボードの文字をのろのろと探し、打ちつづけていた。彼のような医師にとって、電子カルテの負担が増していることはわかっていたし、毎日、カルテを書き終えようと奮闘しているにちがいなかった。痛々しいほど遅いタイピングが、その推測の根拠だ。なにもかもが電子化されたあわただしい世の中では、医師の目は画面に釘付けになってしまう。それはいらだたしい経験で、患者は顔を見て話されると人間らしく感じられることを実感した。

医療では、イエスかノーの診断以上の能力が求められる。医師は患者をひとりの人間として扱い、信頼関係を築かなくてはならない。その点でも目は重要だ。医療以外ではもちろん、医師と患者の人間関係でも非常に重みを持っているからだ。だから相手の目に、自然に自分の視線の焦点を合わせ、人を見るときは一般的にその目を見る。自我は視覚器官に宿ると信じているためかもしれない。アイコンタクトは人間関係において必要であり、子供にとってははじめての社会的行動のひとつだ。病室のベッドわきでも大きな役割を演じる。ただし、過剰でも少なすぎても気まずくなりかねない。

医師はしばしば人間同士の交流の基本を忘れ、患者の臓器や検査結果にばかり注目するという過ちを犯す。わたしはどんな患者がやってきても、まず目を合わせて自己紹介をし、症状について話すことを身につけた。しだいにどの程度のアイコンタクトを患者やその近親者とすれば適切なのか、訓練によってわかるようになった。医師はすべての患者の皮膚にふれるが、触覚のないアイコンタクトは多くの点でずっと親密だ。たとえ、離れた場所からであっても。

目はたんなる感覚器官ではなく、複雑な感情を生き生きと伝える器官でもある。まじろぎもしない直視は、状況によっては脅迫か性的な誘いになりうる。眼球の周辺もメッセージを付け加える。繊細な筋肉が付いた眉毛やまぶたは驚くと持ち上がり、失望すると下がる。一方、鼻梁の上の皮膚は怒りで皺を寄せることができる。コミュニケーション力に富んだ、このような人体の表面のさざ波は、患者がどう感じているかについて医師に重要な情報を与えてくれる。たとえば、フレッドの病室を出ていくとき、彼の目の周囲の皮膚は、わたしのことをとんでもないまぬけだと考えていることを伝えていた。

人間は喉頭から発する声で思考や感情を無限に伝え合うことができるが、目は人の心の奥深くにある思いと密接にかかわっている。幼い子供を失った女性のインタビューを聞いたことがあるが、彼女はほかの人の目に同じような喪失感を読み取ったと語っていた。第二の声さながら、目はとても感情に正直な器官なのだ。

フレッドがCTスキャンを受けてから一時間がたった。放射線科医の分析結果を待つあいだ、わたしはパソコン画面に画像を呼びだした。画像のフレッドの眼球は黒い輪のように映っていて、右目のど真ん中にまばゆく輝く白い点があった。ついにちっぽけな金属片を見つけたのだ。同時に、穴の開いた眼球を相手に、あれほど容赦なく調べるべきではなかったと後悔した。

フレッドに結果を伝えると、たちまち彼の目の中と周囲に不安が広がった。眼球の中なので、眼科医でないと除去できないと説明した。別の病院に移送する必要があった。医療には鋭い観察技術以上のものが求められる。それは、自分の目だけでなく、CTスキャンなどの画像診断を利用するべきかどうかの判断だ。

目のコミュニケーション

昔の詩人は「目は心の窓」だと言ったが、わたしは医療現場でそれが真実だと知った。そして、きわめて重篤な患者のなかには、目が命を救うための診断の窓口になる患者もいる。

第12章　目

もっとも優美でもっとも脆い器官

　ペンシルベニアのERで働いていたとき、取り乱した電話がかかってきた。かけてきた人間は、助手席の友人が真っ青になって呼吸が止まったので、病院に猛スピードで向かっているところだった。数人の看護師、技師、わたしは受け入れ準備をして、病院前の縁石に向かった。車が目の前で急停止すると、ストレッチャーを助手席に近づけ、大柄な男を引きずりだした。顔は空みたいに青く、まだ息をしていない新生児さながらぐったりしていた。彼が着ているスポーツ用ジャージをつかみ、ストレッチャーに乗せるのを手伝った。ドスンと下ろされたはずみに、額のサングラスが斜めにずれた。彼をすばやくERに運んでいき、そこで看護師が酸素マスクで口と鼻を覆い、別の看護師は腕に点滴を取り付けた。

　病状を考えると、問題の原因を早急に突き止める必要があった。わたしは聴診器、血圧計、反射ハンマーの代わりにペンライトをつかんだ。大半の危険な患者は、目を見ると、重要な手がかりが得られるからだ。

　左手の指で男のまぶたを開けると同時に、光を瞳孔にあてた。まず確認するのは「茶色」の瞳孔をしているかどうかだ。大きく、光にも収縮しない瞳孔であれば、頭蓋内の圧力が危険なほど上がっていることを示す。おそらく重篤な脳出血が原因だろう。昏睡状態の患者の瞳孔が茶色だったら、頭蓋内で命にかかわることが起きたと推測し、ただちに頭部CTと神経外科医を要請する。

しかし、男の瞳孔は茶色でもなく大きくもなかった。じつのところ、その正反対だった。どちらの瞳孔も針の穴のように小さくなっていたのだ。そこで、何が起きたかがすぐにわかった。オピオイドの過剰摂取だ。

オピオイドはヘロインやフェンタニルと同じように意識を低下させ、呼吸をゆるやかにし、ときには完全に呼吸を停止させる。こうした物質は目にも働きかけ、瞳孔を収縮させるので、ふたつの黒いケシの実そっくりに小さくなってしまう。ケシの実は、鎮痛作用を持つ薬剤のひとつ、オピオイドの原料となる種子で、オピオイドには鎮痛作用だけではなく、習慣性や依存性もある。

男の瞳孔を見るなり、看護師に拮抗薬のナロキソンを指示した。看護師は点鼻スプレーを鼻に噴射してから、さらに数ミリグラムを静脈注射した。三十秒もしないうちに彼の頭はベッドから持ち上がり、目が大きく開き、顔が青色からピンク色になった。まるで新生児が呼吸を始めたかのようだった。自分を取り巻いている病院のスクラブ姿の人々を見回し、目に困惑の表情を浮かべた。垂れ下がっていたまぶたが急に持ち上がり、瞳孔は黒いレンズ豆のように広がっている。ナロキソンが即効性を発揮したのだ。

「ここはERですよ」。わたしは彼の顔に浮かんでいる疑問に答えた。それから「今日、何か飲みましたか？」とたずねた。

「ヘロインはやった」。彼は言った。「だけど、いつもの量だったし、これまで一度だって過剰摂取したことはないんだ。ヘロインにフェンタニルが混ぜられていたのかもな」と口に出して考えこんだ。フェンタニルはもっと強力で危険なオピオイドだ。

　その週に遭遇したオピオイドの過剰摂取患者は、彼がはじめてではなかった。ペンシルベニアのそのあたりで働いているときは、彼のような患者を頻繁に診察していた。その地方はドラッグの流行の影響がとりわけ大きく、どの犠牲者たちも切迫した状態でERに運ばれてきた。そうした意識のない患者を診断するとき、ピンの先ほどの瞳孔を見るとほっとする。すぐに原因がわかるし、解決策は単純だからだ。気管挿管や緊急の頭部CTも、オンコールの神経外科医を呼び出すことも、別の病院への移送も必要ない。ただちにナロキソンを点鼻するだけで、昏睡から蘇生へと、あっというまに反転する。目は人間の心の窓かもしれないが、精神に作用し、瞳孔を変形させる物質によってゆがめられた脳の窓でもあるのだ。昏睡状態でしゃべれない場合、コミュニケーションをとる器官でもある。

　第二の、あまり知られていないドラッグの流行はメタンフェタミンで、それもまた患者の目に現れる。一般にメスと呼ばれているこのドラッグは、オピオイドと正反対の効果をもたらす。鎮静して眠くなるのではなく、興奮してエネルギッシュになり、瞳孔が開く。

あるとき二階の窓から落ちた患者がＥＲに搬送されてきた。ぐにゃっとした異様な姿勢で狭い路地の端に倒れているところを、救急救命士に発見されたのだった。患者はガールフレンドと口論になり、よくわからない理由で窓から身を投げた、と説明した。痛む場所をたずねると、「どこもまったく痛くない」の一点張りだった。彼が落ちた高さを考えると辻褄《つじつま》が合わず、どこか骨折していることはほぼ確実だった。

彼の目をのぞいたとき、手がかりを発見した。瞳孔がふたつとも巨大になり、大きな黒い円をほんのわずかな淡いブルーの虹彩が取り巻いていた。オピオイドで瞳孔が縮小するのとは真逆だ。メスは強力な興奮剤で、アドレナリンが放出されたみたいに体を活性化する。血圧と心拍数が跳ね上がり、瞳孔は散大して覚醒状態になり、患者の物語を表す窓となる。

今日、メスを喫煙か吸引、あるいは注射したかと、わたしは患者に質問した。彼は否定したが疑わしかったし、痛みがないという言葉を信じて大怪我を見過ごすわけにはいかなかった。ＣＴスキャンの結果、骨盤、両方の肩甲骨、複数の肋骨、脊椎数本が折れていることが判明すると、痛みがないのは瞳孔が物語っているようにメスのせいだと推測した。尿検査でメスの陽性反応が出ると、彼は口論の直前に注射したことを認めた。それで、窓から飛び降りるという馬鹿げた行動の説明がついた。

第12章　目

もっとも優美でもっとも脆い器官

ペンシルベニアの田舎で働いていると、ほとんどのシフトでメスの患者を診察する。かたや都会のERでは、都会のほうが手に入れやすいコカインとその派生ドラッグによって瞳孔が開いている患者が多い。

目が真実の窓であるように、ERはコミュニティの社会経済的なストレスと地域の苦悩をのぞく窓だ。患者の助けとなるためには、真実から目をそらさず、しっかりと見すえなくてはならない。

第13章

粘液——病原体と闘う万能の防衛兵器

クリスチャンは十八歳で、毎朝いちばんに粘液の処置をする。まず、三種類の吸入器を次々に使う。どれも粘液に覆われた空洞にたまった痰をやわらかくするために、エアロゾル化された薬を肺の奥深くまで届けるものだ。治療のあいだじゅう、ひっきりなしに咳こむので、胸や背中の筋肉を痛めてしまうことすらある。次に空気圧で胴体を振動させるベスト型の装置をつける。学校に行くまえに痰の粘り気を取るために、毎朝、このかっこうで二十分間すわり、頭がガクガクするほど揺すぶられなくてはならない。

一連の処置の目的はただひとつ、痰を出すことだ。クリスチャンはショットグラス二杯分ぐらいのさまざまな色合いの緑の痰を吐き出す。それを毎朝確実に実行している。さもないと、階段を上っているときに息ができなくなったり、日中に絶え間なく咳が出たりして、高校の友人たちに迷惑をかけてしまうだろう。

クリスチャンは囊胞性線維症（CF）の患者で、この疾患はきわめて粘り気の強い粘液を特徴とする。CF患者はみなそうだが、クリスチャンも生まれつき遺伝子変異があり、肺の粘液が通常よりも濃く粘度が高い。そのため粘液が気管にたまり、有害な症状をもたらす。粘液の性質のちょっとしたちがいが、体に大きなダメージを与え、日常を支配しているのだ。

人体の湿地

粘液のもっとも基本的な特徴は粘度で、それがただの水とのちがいだ。水はスムーズに流れて滴り落ちるが、粘液はにじみ出る。水滴は互いに結びついて混じり合い、より大きな水滴になるが、粘着性のある粘液同士が混じり合うことはない。水にはない粘り気で、粘液は気管の内側にかたまるので、外に吐き出そうとすると闘いが起きるのだ。水と粘液とのちがいはフルーツジュースとゼリー、塩水と骨を煮出したこってりしたスープ、オクラを入れる前と後のガンボシチュー〔アメリカ南部の伝統料理〕のちがいと同じだ。つまり粘液には濃度がある。人体では、粘液は肺の痰だけではなく、多くの形で現れる。鼻水、唾液、膣分泌

第13章 粘液
病原体と闘う万能の防衛兵器

物、さらに気づかないほど少量だが糞便やときには尿にも。さまざまな名前で呼ばれても、すべては同じ粘液のバリエーションなのだ。

医学生のとき、粘液は体液のなかでも特別な位置付けにあることにすぐ気づいた。あらゆる種類の体液を扱う医療従事者たちは、なによりも粘液に対して苦手意識を抱いているようだった。唾液の塊が混じった、ゼラチン質のべとついた痰の質感が苦手だ、と言う医師は数えきれないほどいた。多くの看護師は、粘液分泌物を処理するより、クロストリジウム・ディフィシル感染症の激しい下痢に見られるような、血が混じった糞便を処理するほうがましだ、と言っていた。友人や家族は医師の仕事を想像して、血を見てぞっとしないかとたいていたずねる。そういうとき、医療従事者が体液のなかで不快感を覚えるのは、血液でなく粘液だと答える。

ジョン・マクギニス博士は、わたしが医学生のときにペンシルベニア大学で出会った呼吸器科医で、「来る日も来る日も、朝から晩まで粘液を相手にしている」と自分の仕事について説明した。彼はこの専門分野を選んだが、その濃度や独特の泡立つ音、それににおいに対して多くの人は理屈抜きに嫌悪感を示す、と認めている。「バスや飛行機で誰かの隣にすわり、その人が咳をして、喉にからまるような痰の音を聞いたら、心の中で〝うえっ〟と思うだろう。そこには感情も結びついているんだ」とマクギニス博士は言った。人体のどんな生産物よりも、人はとりわけ粘液と病気を関連付けるそうだ。

医学生のとき、粘液に対するわたしの気持ちは、苦手意識からたちまち驚嘆と賞賛に変わった。粘液が人体によって作られるのは、自然界の多くの動植物、菌類の体を粘液が覆っているのと同じ理由だと知ったからだ。すなわち、保護のためだ。カタツムリやナメクジは、粘液の覆いで守られている。こうした生物は薄い粘液の膜に覆われていて、枯れ葉や歩道の上を這っていくと、粘液が銀色に光る跡を残す。粘液の覆いは体が干からびるのを防いでくれ、さらに盾のように細菌の侵入から保護する。エイ、サメ、タマリンドの種子も、同様にぬるぬるした粘液層に覆われている。いくつかのキノコも同じだ。

しかし、こうした生物とはちがい、人体は頭から爪先まで粘液に覆われていない。覆われているのは、硬く乾いた皮膚が途切れる開口部だけだ。皮膚が折りたたまれてくぼんだ箇所はいくつかあり、すべてが顔、股間、尻に集中している。そのいくつかは行き止まりになっているが、口、鼻、膣、直腸などは、人体の解剖学的な空洞や管などのより深い部分へとつながる道になっている。肺に広がる枝分かれした気管支ですら、より複雑で多種多様だとはいえ、人体の空洞《ポケット》でしかない。

体の開口部が共通して持っているのが、粘液だ。乾いた皮膚の表面とはちがい、開口部の内側はひっきりなしに粘液が産生されているおかげで、つねに湿っている。しかも皮膚がさまざまな色合いをしているのとちがい、湿った部分は一様に、粘膜と呼ばれる濃いピンク色や血のように赤い層で覆われている。すべての人が持っている粘膜は、産生物である粘液にちなんで名付けられた。

人体は入口と出口、すなわち乾いた外側とつねに濡れている内側をつなぐ移行部として、穴を必要としている。同時に、その穴はつねに危険にさらされている。なによりいちばんの脅威は、病原体の侵入だ。バクテリアをはじめ病原体を阻止するために皮膚には角質層があるが、そこに開いた穴は鎧として脆弱で、病原体が体内に侵入する通り道になりかねない。感染性の病原体は、じめじめした開口部にもぐりこむことをこよなく愛していて、人体のピンク色のポケットが提供する湿った暗闇の中で増殖するのだ。

わたしたちを攻撃するすべての病原体には、お気に入りの場所がある。カンジダ菌は膣で繁栄する（ときには口の中で）。インフルエンザウイルスやコロナウイルスは鼻、喉、さらにもっと深い肺を好む。淋《りん》菌はいちばんえり好みが少なく、入れる粘膜ポケットなら、どこにでももぐりこみ、たいていは尿道、直腸、膣に侵入する。ときには男女にかかわりなく生殖管を上がっていき、卵巣や睾丸にまで到達することもある。さらに目と喉までが感染した症例を見たこともある。

人体のすべての穴を守るために粘液は不可欠だ。万能の防衛兵器である粘液は、病原体を追い出す作戦として、穴のすべてで絶えず外側に向かって流れている。そのため、病原体は穴に侵入するには粘着性の流れを遡らねばならない。つねに湿らせておくことは粘膜を健康に保つために欠かせず、粘液は耐久性のある潤滑油として仕事をこなしている。それは水には、けっして真似のできないことだ。粘液はしばしば不快なものだが、憎んではならない。適切な粘度であれば、侵入者の攻撃に耐えて健康でいるための防衛手段になるのだ。しかも健康なときは、ごく薄く表面を覆う必要最小限の粘液だけで、保護任務を果たしている。

濃度が大切

役に立つものでも多すぎると、深刻な問題を起こす。クリスチャンのような嚢胞性線維症（CF）の患者は、その事実を嫌というほど知っている。肺の中の粘液は、咳きこんだり吐き出したりするために、ちょうどいい粘度が必要だ。それは誤嚥した食べ物や吸いこんだほこりを処分するのと同じ自浄作用だ。粘液繊毛クリアランスは気管の内側を覆った繊毛な毛でつねに粘液を流し、捨てる必要のある堆積物を喉のほうに押しやっている。この重要な機能は、廃棄物の衛生的な掃除方法で、いわば粘液はモップだ。つねに粘液が流れていることは、人体のほかのポケットを清潔に保つのにも役立っているが、なにより濃度が重要だ。

この仕事をこなすのに必要な繊毛運動を起こすため、粘液には適切な割合の水分、塩分、タンパク質、炭水化物が必要だ。CF患者は遺伝子変異によって、気管内に塩化物イオンと水を運搬する機能が損なわれる。結果として、痰は濃度と粘度が高くなり、通常の掃除機能が働かなくなってしまう。肺の中で粘液がたまり、悪性の細菌が恒久的にすみつくことを許してしまうので肺炎が繰り返し引き起こされ、呼吸機能が低下していく。こうしたコロニー（病巣）を作る細菌は非常に悪質なので、クリスチャンの担当医は、診察室に来るときはつねにマスクをするように指示している。彼とほかのCF患者のあいだで肺の細菌がやりとりされることを防ぐのが目的だ。いったん細菌がコロニーを形成したら、二度と肺から除去できない可能性がある。

さらに重い病気になるかもしれないリスクがあるので、クリスチャンは几帳面に毎日肺から痰を吐き出しているのだ。一日にベストを四回装着し、寝るまえにはふたたび三種類の吸入器を使い、吸入器のかたわらに置いてある小さなゴミ箱にショットグラス一杯分の緑色の痰を吐き出す。

ありがたいことに、クリスチャンはCFでも腸には問題がない。腸にも濃い粘液がたまることで苦しむ患者もいて、その場合、完全に腸の動きが停止し、手術によって詰まりを除去する必要がある。ニュージャージー州カムデン時代の同僚、小児外科医のダグラス・カッツ博士はCF患者のこの手術を何度も手がけてきて、閉塞した腸から取り出した粘液は「分厚い強粘着性のエポキシ樹脂さながらで、あらゆるものにへばりつく悪辣《あくらつ》なやつだ」と話した。

わたしは小児科研修医のときに、肺疾患の重い炎症で入院していたCF患者たちを担当した。肺の炎症が起こると呼吸困難になり、肺機能がさらに低下し、粘液産生に拍車がかかった。患者たちはたいてい十代で、やせて弱々しく、肺に聴診器をあてるとそれまでに学んだありとあらゆる病的な呼吸の音が聞こえた。CF患者には病院でいちばん強い抗生物質を処方した。ほかの患者にはめったに投与しない最後の手段というべき薬だ。いちばん新しくもっとも薬効範囲の広い抗菌剤は、強力な耐性菌に感染した非常に具合の悪い患者のみに使用し、クリスチャンのようなCF患者はそれに相当する。彼がいちばん最近に入院したときは数日間も激しく咳こみ、ほとんど眠れなかったが、もっとも強力な四種類の抗生物質を投与すると、呼吸と粘液は基準値になった。

ここ数十年のCF患者の平均余命は二十代だったが、最近の治療の進化、とりわけクリスチャンが使用している肺から粘液を排出する技術が向上したおかげで、平均余命は四十代にまで延びている。毎日どんなにきれいにしても、いつか粘液によって肺が壊されること、そして両肺移植だけが生き延びる道だとクリスチャンは知っている。もし新しい肺を移植できれば粘液は適切な粘度になり、彼の人生は永遠に変わるだろう。

ペンシルベニア大学のマクギニス博士とその肺臓学の同僚たちは、CFに対して新しい治療法を活用するようになり、それがこの病気の予後を改善すると期待されている。この最新の治療法は、CF患者の肺における塩化物イオンの輸送問題に直接働きかけるもので、そうなれば適切な粘液を産生するようになる。しかし、それは患者たちを不安にさせている、とマクギニス博士は言う。CF患者にとって痰を吐き出すことは、子供時代から日常不可欠であり、長年の習慣がいきなりなくなると、人は落ち着かなくなるからだ。マクギニス博士によれば、患者たちは痰が出なくなると、肺の奥にこびりついているのではないか、危険な状態なのではないか、と心配するようだ。残念ながらクリスチャンの病気の原因になった遺伝子変異には効果がなかったが、特定の遺伝子変異のある患者にとって、この薬物治療はCF治療の歴史において根本的に人生を変える唯一無二のものである。

粘液の手がかり

すべてのポケットからの粘液は人体の奥につながる流れであり、人はその流れとともに日常生活を送っている。ほとんどあらゆるものにアレルギーがある人や、煙草の煙の定期的な刺激で肺の粘膜産生がつねに過剰になっている喫煙者は粘液量が多い。それ以外の人は最小限の量だけを産生する。また、女性の膣分泌物には独自の色と量がある。自分自身の体の生産物と日頃から深くかかわっていれば、何か変化があればすぐに気づくだろう。

たいてい医療を受けようとするのは、わずかでもそういう変化があったときだ。咳きこんでいる子供の胸の中で猫が喉を鳴らすみたいに痰がゴロゴロいうのを耳にしたら、親は肺炎かもしれないと心配して病院に連れていくだろう。そして、多くの女性は膣分泌物が微妙に変化すると診察を受ける。医療活動では、人体のどこかの穴からにじみ出てきた粘液を診断することが、しばしば非常に重要になる。

ほかの体液と同じように、粘液は診断ツールとして役立つ。いつもわたしは患者に排出された粘液の詳細についてたずねる。どんな変化があったのか、最初にそれに気づいたのはいつか、いちばん気になるのは一日のうちいつか、周囲でほかに同じ変化があった人がいるか、など。特定の病気を突き止めるために粘液を診断するときは、人体のほかのすべての体液と同じく、濃度、色、量の手がかりが必要な答えを与えてくれる。

患者の診察をするときは、湿ったポケット内の粘液を調べて診断を下すことにかなりの時間を割《さ》いている。穴の奥をライトで照らし、診断のために洞窟探検をする。たとえば喉が痛い場合は、舌を横にどかして、患者に「あー」と言うように指示する――この発声によって扁桃腺《へんとうせん》がよく見え、分厚い膿に覆われているかどうかがわかる。覆われているならA群溶血性レンサ球菌咽頭炎（あるいはかなりまれだが淋菌性咽頭炎）のしるしだ。患者の膣をのぞくときには、ライト付き膣鏡を使って、膣カンジダ症のカッテージチーズのような粘液か、クラミジア感染症の濃度のある分泌液がないかを探す。かたや男性の性感染症の場合、さほど分泌物の量は変わらない。どの穴を調べるにも独自のテクニックが必要で、わたしはあらゆる穴に熟練するようになった。

検査に出して診断を下すために、粘液を取り出す必要が生じることもある。その場合はさらに手際のよさが求められる。呼吸困難になり、酸素を吸うために人工呼吸器が必要な患者の場合、喉に入れられた気管チューブが空気の通り道を提供しているが、同時にそれは肺の粘液世界への入口にもなっている。研修医としてＩＣＵローテーションをしていたとき、わたしは吸引によって大きな満足感を経験した。看護師の指導のもとで、患者の気管チューブにカテーテルを通していき、その先端が気管に消えてしまってしばらくすると、ズルズルという吸引の音がして、めざす痰の塊にたどり着いたことがわかる。そうしたら、ゆっくりとカテーテルを引き戻して、患者の気管から強粘着性の塊を引きずりだす。大変な闘いだったが、ついに茶色の斑点が混じった黄緑色の塊を取り出すことに成功した。大きな魚を釣り上げようとリールを巻き、やっとのことで岸辺に引きずりあげたかのような勝利感を覚えたものだ。患者の体内から粘液の塊を取り出すのは、医療でももっとも満足感の大きい治療だった。

第一の武器

救急治療でもうひとつ重要なことは、患者と話をして、粘液に由来する不安や恐怖を取り除くことだ。粘液の変化は何かが起きていることを意味するが、抗生物質を必要とする細菌感染というより、自然に治るウイルス感染のほうが多い。子供の胸の中のゴロゴロいう粘液はたいてい後鼻漏《こうびろう》をともなうただの風邪で、緑色の粘液は多くの患者の考えとはちがい、通常、深刻なことが起きているわけではない。

この章ではやっかいな粘液についてさんざん語っているし、わたしがおこなう治療の多くはそれを減らし、干上がらせ、流れなくするためであるにもかかわらず、粘液は悪者ではない。病原体が防御をすりぬけ侵入したとき、粘液は第一の武器となる。病原体を洗い流すために粘液の流れは速くなり、色と濃度が変化する。粘液の武器である酵素、抗体、免疫細胞が闘いのために合体し、スープにチキンの骨付きもも肉が加えられたように混合物の濃度を高くして病原体から守ろうとする。粘液量が多くなり粘着性が高まってどぎつい色になるときは、体が闘っているしるしだ。

おもに粘液に注目するのは病気のときだが、粘液はつねに人体の開口部を覆っていて、怪我を癒やすのにも一役買っている。患者の裂傷のうち、どれが縫合を必要とし、どれが放っておいても自然と治るかを学んだとき、通常の乾いた皮膚の怪我と粘膜の怪我では大きなちがいがあることを発見した。皮膚の裂傷の場合、大部分は縫合、ホッチキス、あるいは糊で両端をとめて、ふさぐ必要がある。しかし、ピンクの粘膜の裂傷は、数日でまるで魔法のように治り、何もする必要がない。口の中、たとえば頬の内側や舌、あるいは膣粘膜のかなり大きな傷でもすぐに治るので、通常はとても大きな、かなり開いている傷だけを縫合する。人体の粘液は、こうした傷を治す自前の軟膏《なんこう》として働き、回復を早める。犬がよくやるように傷をなめようとする人はあまりいないが、唾液は薬として傷を治すのに役立つかもしれない。

人体をまとめる緩衝材

誰もが小学校で、人体はほとんど水でできていると教わる――大人の体のおよそ六十パーセントが水だ。わたしは子供のときにその事実を知り、人間はほかのすべての有機体と水分組成は同じなのだと理解し、バシャバシャいう透明な液体が詰まったビニール袋のような生き物を想像したものだ。もっとも、自分自身の体はあくまで固体に感じられるのが不思議だったが。何年ものちに医科大学で解剖用メスと顕微鏡の両方を使って人体の構造について学んだとき、ただの水はほとんど見あたらなかった。本当に水っぽい液体は涙と尿だけで、そのふたつには粘着性はまったくない。そもそも涙も尿も人体の外に流れ出るもので、実際には内部を構成していない。

その代わり、人体の内部は非常に広範囲にわたって粘着性の高い物質で満たされている。血液ですら、水よりも少し濃度がある。「血は水よりも濃し」ということわざは、生理学的にも真実なのだ。血は、卵の白身と同じタンパク質含有量なので泡立てられるほど濃い。怪我をした患者から滴り、流れ出るときは水というよりもシロップに近い。人体には、さらに粘度の高いものばかりが存在する。眼球の中の粘液は生卵の白身と組成が似ているし、内臓には硬く感じられるものもあるが、それでもブルブル震える牛のすねのゼラチンのようだ。じつのところ、人体には単純化された「血と肉」以外に、さまざまな質感のものが含まれている。チーズ店さながら、わたしたちの中には多くの異なる濃度のものが存在するのだ。

小学校で習うもうひとつのことは、細胞は人体の基本的な建築用ブロックで、レンガを積み重ねて建物が作られるように、わたしたちは細胞によって作られているということだ。しかし、医科大学で細胞と細胞のあいだに存在しているものを知った。細胞外基質、またはECMと呼ばれる繊維状で粘着性の物質が全身の細胞の隙間を埋めていて、割れ物を送るときの緩衝材さながら細胞を包んでいるのだ。細胞が人体のレンガなら、この粘液に満たされた組織はモルタルだ。

人体の外に向かって流れ出る粘液は、日々わたしたちが処理しているなじみのあるものだが、ECMは人体の内部の粘液で、けっして目にすることはない。それでも、人体の大半に存在している。組織学の授業で、わたしは人体のすべての部分の顕微鏡スライドを何百枚も見たが、ほぼすべてのスライドになんらかのECMが写っていた。たいてい、どのスライドでも細胞にばかり目を引かれがちだが、細胞のあいだや周囲には繊維の束と粘液が合わさったECMが存在している。構造の土台となる鉄筋と、建物を支えるコンクリートのように。

組織学者はＥＣＭの粘液を「基質」と呼ぶ。名前からして、人体の基盤となる役割を強調しているかのようだ。ＥＣＭとそれを構成する基質は、体のどの部分や臓器でも多くの部分を占め、大人の体重のおよそ十五パーセントに相当する。ＥＣＭは人体で最大の構成成分として、すべてをひとつにまとめている。そして、柔軟性を与えているのは、この粘液のつながりなのだ。

科学者たちは人体内部の粘液の重要性にようやく気づきはじめている。とりわけ、必要な患者に移植するため、将来的に人工臓器を作るとなると、そのなかには、ＣＦ患者のために実験室で作られた肺も含まれるだろう。幹細胞はメディアで華々しい注目を浴びているが、周囲にあるＥＣＭも移植された幹細胞が正しく機能し、成長するためには同じように重要な存在だ。細胞を囲んでいるＥＣＭはいわば人体の市場のような役目を果たしていて、そこでは栄養と老廃物という通貨と、細胞同士のコミュニケーションによるメッセージが交換される。

人体の外に出る粘液ばかりか、内部の粘液も、防御のために大切な役割を果たしている。細菌が人体を襲うときは、湿ったポケットの奥の暗がりだけではなく肉を、すなわちＥＣＭを横断していかなくてはならない。走ってくる馬のひづめがぬかるみにとられるように、ＥＣＭは細菌の速度を落とすことができる。同じことが、転移しようとしている悪性腫瘍についてもあてはまる。悪性腫瘍は、粘液を打ち負かす特別な酵素を分泌しなくてはＥＣＭを通りぬけられないので、人体が増援部隊として白血球を送りこむと、その粘液環境で闘いが起きる。つまり、粘液は闘っている証拠だけではなく、戦場そのものなのだ。基質は人体の基盤をなしているのに最近まで忘れられていた、まだ十分に解明されていない存在だ。人体をまとめる糊としての基質をもっと深く理解すれば、未来の治療法を発見するカギとなるかもしれない。

小学生のときに想像していたように、生き物はバシャバシャいうビニール袋とは似ても似つかず、どちらかと言えばシチューに近い。水がその大部分を構成しているものの、それだけでは薄いし、水には有機体が作られる有機分子、いわばシチューにとろみをつけるものが含まれていない。水だけでは生きられない。健康的な生活を送るカギは、適切な質と濃度の体内の粘液なのだ。人体がほぼ水でできているという「事実」は誤解を招く。実際に人体を作っているのは粘液である。

第14章 指——体内の重要な情報を知らせる末端部位

ロシアにはじめて旅をしたときほど、手足の指を意識したことはなかった。元日にサンクト・ペテルブルクに到着したとき、市内の気温は零度をかなり下回っていた。建物内の暖かい場所から外に出るたびに、手足の指がたちまち冷たくなって感覚がなくなり、あまりの不快さに旅がだいなしになりそうだった。

大学を卒業するとすぐ、わたしはロシアの森林産業に対する環境保護団体の影響を研究するため、社会調査センターのインターンとしてロシアに行った。当時はまだ医科大学に進むことは考えていなかった。到着後数日して、わたしはロシア正教会のクリスマス〔ユリウス暦を使っているため一月上旬となる〕に同僚の夫妻ヴァーニャとトーニャ、夫妻の友人や家族とともに招かれた。ロシア北西にある別荘まで旅するという。わたしは喜んでその招待を受けた。

夫妻と幼いふたりの娘サーシャとマーシャといっしょに夜行列車に乗り、さらにバスに乗り換えて長時間揺られた。夜になってバスから降りるとそこは行きどまりで、雪深い森へと続く小道があった。外は暗く、バスのヘッドライトが雪に覆われた森の小道を照らし出した。バスは古く隙間風が吹きこみ、わたしの手足の指はすでに凍えていたので、深い雪の中を進んでいくと思うと不安になった。英語がまったく話せない、胸まで垂れる大きな顎髭を生やした夫ヴァーニャがまず雪の中に踏み出し、そのあとに続くようにと、トーニャがわたしに手振りで示した。雪はわたしの太腿の中ほどまであり、ヴァーニャとわたしは交互に先頭をつとめながら、誰も踏んでいない雪を一歩ごとに膝でかきわけ、トーニャ、サーシャ、マーシャがそのあとに続いた。

少しして、意外なことに全身がほかほかと温かいことに気づいた。手足の指もだ。それどころか、手袋とブーツの中は汗びっしょりだった。屋外で指が快適だと感じたのは、ロシアに来てからはじめてだった。しかも、腰近くまで雪が積もった夜の暗い森の中で。休憩のために足を止め、疲労で荒い息をついていると、口から息が白くたなびき、たちまち寒さが忍びこんできた。一分もしないうちに指はふたたび冷えきったが、また歩きだすと、すぐさま温かくなった。動いているかぎり指は温かく、周囲の冬の美しさを楽しむことさえできた。雪をまとった常緑樹が、澄んだ満天の星空を突き刺すようにそびえている。

木立のあいだの空き地に出ると、遠くにぽつんとログハウスが見えた。窓に明かりがつき、煙突から煙が出ている。氷原をスキーでやってきた夫妻の友人たちがすでに到着し、家を温めているのだった。暖炉でたかれている火と、初対面の人々からのハグや歓迎の言葉に囲まれながら、手足の指がすべて無事だったことに胸をなでおろした。

別荘は薪を燃やす暖炉を囲むように、小さな四つの部屋が並んでいた。ロシアでペチカと呼ばれる暖炉はレンガとモルタルで作られていて、高さと深さ、幅のすべてがわたしの背丈ぐらいあり、キッチン側には薪をくべる小さな開口部が付いていた。それが唯一の熱源だった。翌朝ベッドから起きると、真っ赤な布で頭を覆ったトーニャがその日の火をおこしているのが見えた。彼女はペチカの煤だらけの入口から、長い木製のへらで松材を入れた。格子のように積まれた薪の下に燃えている新聞紙を押しこむと、たちまち薪に火がつき、スカーフのように赤く燃え上がった。薪が燃え、ほっとするぬくもりが広がっていった。

トーニャがたいた火は一日じゅうゆっくりと燃えつづけ、別荘の中央から放散されるその熱は周囲の部屋にも入りこみ、建物の隅々まで行きわたった。ペチカはそのぬくもりを玄関からかなり遠い、暗くて短い廊下、いわば別荘の手足の指先にまで送りこんだ。ペチカは、薪を燃やした熱を残らず利用できるように設計されていて、零下三十七度にもなる外気温にもかかわらず、室内を居心地よく温めることができる。ペチカが中央に設置されているおかげで、家のどこでも温かさを享受でき、極限状態にあっても人間の命と手足（とりわけ手足の先端の指）が危険にさらされずにすむのだ。

極寒のロシアでの教訓

朝食後、わたしは別荘の周囲に広がるなだらかな農地でクロスカントリースキーをすることにした。サンクト・ペテルブルクよりもさらに寒く、前夜に森を歩いたときには快適だったにもかかわらず、別荘を出発してまもなく手足の指が痛くなってきた。

指を温めるために、知っているかぎりの方法を試してみた。「足が冷たいときには帽子をかぶれ」という格言を思い出したが、ヴァーニャから借りた大きな毛皮付きの帽子でも熱を保つことはできなかった。毛皮の耳あては敏感な耳を風から守ってくれたものの、足の指を温めるにはまったく役に立たなかった。激しく足踏みをし、感覚のない爪先で小道沿いの岩や木を何度も蹴りつけ、ぬくもりを取り戻そうとした。最初のうち、足の指は少し感覚がなくなりかけているだけだったので、何度か勢いよく打ちつけると、一時的だが効き目はあった。しかし、寒気がブーツの中まで入りこんでくると、爪先を打ちつけてもまったく効果が感じられなくなった。足の指を温め快適に過ごそうとする闘いは、圧倒的なロシアの寒さの前には負け戦に終わった。もっとも爪先を拳で殴りつけると、いらだちのはけ口にはなったが。

　別荘に急いで戻ることにした。爪先は感覚がなくなったばかりか、痛みで疼《うず》いている。小道沿いにはカバノキが立ち並んでいて、人体を思わせた。白い幹は脊柱のように垂直に立ち、幹から枝分かれした大きな枝は手足のようだ。そして、大枝の先端からは細い枝が垂れ下がり、氷と雪に覆われている。氷を透《す》かして、木の枝の先端から芽が出ているのが見えた。今は硬く凍りついているが、春になればふくらみ、冬などなかったかのように若葉が萌えだし、花をつけるのだろう。

　木がうらやましかった。枝が凍りついているにもかかわらず、カバノキはわたしを嘲るかのように平然と立っている。かたやこちらは木の枝にあたる腕と足の指が寒さに攻撃され、痛くてたまらない。カバノキのように手か足の指が氷に覆われたら、無事ではいられないだろう。木の復元力に比べ、自分の体がとてつもなく脆弱に感じられた。

　この悲惨な状況は、たんにアメリカで買った安い防寒着のせいなのだろうか。出発前に親戚が暖かそうな毛糸の手袋を贈ってくれたが、ロシアではまるで役に立たなかった。風が編み目からやすやすと吹きこんできて両手を凍えさせ、ブーツもロシアの寒さは防げないとわかった。いや、もしかしたら体自体に根本的な問題があるのかもしれなかった。血液循環が悪く、極寒には耐えられないとか。

別荘の中に入ると、熱いペチカの壁に両手を押しあてた。凍りついた指が温まるときの痛みは耐えがたく、寒さよりもつらかった。森を歩いたときは手足の指がほかほかしていたことを思い出して、いっそういまいましかった。今後、外に出るときはすぐに戻って指を温められるように、別荘からあまり離れないようにしようと決心した。別荘の暖かい世界の外に広がる苛酷な凍てついた世界から手足の指を守る方法は、それしかなかった。

翌日、ヴァーニャが役に立つ技を教えてくれた。指が冷たくなったら手袋をはずし、素手をジャケットの下の素肌にあてるといい、と彼は助言した。次に外に出たときに試してみた。胸のすぐ上の素肌に指をあてると、たちまちぬくもりが戻ってきた。感覚のない指をペチカの壁に押しあてたときのように。足の指についても同じことをしたかったが、そこまで体がやわらかくないので無理だった。

トーニャはミトンの価値について語った。手袋のように一本ずつ分かれていて、それぞれの指に別々の温かい空間があるのではなく、ミトンはひとまとめになっているおかげで、保温のために指同士が助け合えるのだ、と。これは低体温症になったときに、ひとつの寝袋をふたりで共有して温めあうのと同じで、ほかに熱源となるものがないときの究極の手段だ。ミトンの中で指が、あるいはひとつの寝袋の中でふたりが共有するぬくもりは、ひとりだけの熱量よりずっと大きい。

人体のさいはての地

何年もたって医科大学で人体について学ぶと、ロシアでの経験がいっそう意味を持った。手足の指がもっとも温まりにくいのは人体の形のせいなのだ。指の部分は曲がりくねり、複雑な地形図を描いている。もっと上にある胸、背中、腹などの平らな表面に比べ、手足の指は熱を失いやすい。結果として、人体が寒さに襲われると、指がもっとも痛めつけられるのだ。わたし自身、そのことはいやというほど経験済みだった。

さらに指は、人体の中心部からもっとも遠い。胸や腹の中の臓器、とりわけ心臓と肝臓は人体におけるおもな発熱源で、体温を正常範囲に保つために働いている。生化学の授業で、もっとも活発な臓器が絶えず稼働していると、代謝の化学反応が熱力学的に不完全なために副産物として熱が放出されると習った。ただし、代謝で発生した余剰の熱は、体の末端よりも先に体幹を流れる血液を温める。人体のさいはての地である指は、体幹から冷たい空間に突き出しているので、温かさを共有するのがとてもむずかしいのだ。

ヴァーニャのあとから雪の積もった暗い森を進んでいくといった、激しい肉体的奮闘のあいだ、筋肉は必死に働かなくてはならない。その際には、骨盤と大腿上部をつなぐ筋肉が、臓器と協力して熱生産をおこなう。激しく動く筋肉が副産物の熱で温めてくれたのだ。走るためにガソリンを燃やす車のエンジンが走行後は熱くなるように。わたしの手足の指が森の中ではほかほかしていたのは、代謝効率が悪いおかげだった。

指にも筋肉があるが、ちっぽけだ。ブーツの中で指を丸めたり伸ばしたり、あるいは指をぎゅっと縮めてからまた開いたり、どんなに繰り返し動かしても、わずかな熱しか作り出されない。手足の指を動かすもっと大きな筋肉のほとんどは、手足のずっと上のふくらはぎと前腕にあるが、それらも体を温めるという点ではやはり限界がある。骨盤帯の筋肉だけが十分な大きさで、別荘をめざしたときのような激しい活動だけが手足の指を温めるだけの熱を作り出せるのだ。

極寒に耐えられるように作られた家でも中心に熱を放散するものが必要だ。家の中央に設置されたペチカは、わたしが育った家の薪の暖炉とはまったくちがう。アメリカの暖炉はたいてい部屋の隅の壁際にあり、人体で言えば、指で熱を作り出して体幹にまで行きわたらせようとするのと似ている。アメリカの暖炉はたいていロマンティックなお飾りにすぎず、熱のほとんどが煙突から逃げてしまう。かたやロシアでは、ペチカを燃やすのは生存のためだ。ヴァーニャは胸や腹にじかに指を押しつけて温めるように教えてくれた。血液がゆっくりと全身をめぐり、指まで温まるのを待つ必要はなかったのだ。

医科大学で血液について学ぶと、血流が人体の遠い場所まで運ぶ配達品のうちで、温かさはもっとも重要なものだと知った。

凍傷の危険性

人体が外界の寒さとの主導権争いに負けると、肉は凍りついて凍傷になる。手足の指は、人体でもっとも危険にさらされる部分だ。わたしはすべての指が無事でロシアを去ったが、やがて自分が診察することになる患者たちはそれほど幸運ではなかった。

アラスカで治療した男性は、冬にツンドラをスノーモービルで走っていたとき、川の土手をすべり落ち、スノーモービルの先端部が氷に突っこんでしまった。両足とも水に突っこみ、氷とスノーモービルにはさまれて、どんなに力をこめても引き抜くことができなかった。足の指が水流で急激に冷えると、体は足の血流を制限することで体幹の温度を保とうとする。末端の指の冷たい血液が体幹に戻って内臓を冷やすのを防ぐために、こういう生化学的な反応が起きる。おかげで体温低下が食いとめられ、低体温症にならずにすんだのかもしれない。ただし、足の指は犠牲となった。

何時間もしてから彼が捜索隊に引きあげられたとき、足の十本の指すべてが硬く凍りついていた。それから数日のうちに、指は黒くなった――壊死《えし》した肉に共通する色だ。そして縮み、肉体からポトンと落ちた。木が枯れ枝を落とすように。そうした極限状態では、人体はもっと重要な臓器と命を守るために指を見捨ててしまう。木であったらふたたび枝が伸びてくるが、壊死した指は二度と生えてこない。

凍傷の危険があるのは手足の指だけではない。中心から遠い、突き出ているすべての部分が、寒い環境では同じように危険にさらされる。耳、鼻、それにペニスも。不運なことに、ペニスの形は指と同じように危険だ。指そっくりの曲がりくねった表面は温かさを保つのが容易ではなく、ペニスの凍傷の大半が冷たい空気によって継続的に冷やされたときに起きている。たとえば、寒い天候でジョギングをしたときなどだ。一方、睾丸は体からぶらさがる唯一の内臓にもかかわらず安全だ。精子の生産に最適になるように、睾丸は体幹の温度よりも数度低いのが理想的なので、温かくなると陰嚢の位置はさらに下がり、寒いと縮みあがる。こうやって人体のぬくもりとの距離を調整し、睾丸は快適な環境を維持している。手足の指とはちがって、凍てつく寒さでは引っこんで身を守るのだ。

もっとも敏感な部分

研修医を終えても、手足の指が本当に危険にさらされていることについてはわかっていなかった。研修医のときに担当したのは、心臓、肺、腎臓、肝臓など内臓の病気が大半だったのだ。かたや指はいくつかの病気における、いわば通行人のような端役にすぎなかった。指の問題で病院に行く患者はめったにいなかったので、症例をほとんど目にしなかった。また研修では外傷についてあまり学ばなかったので、大怪我を負った患者にどう対応するかは知らないまま研修を終えた。胴体や頭といった命を脅かす怪我はもちろん、四肢のさほど深刻ではない怪我についてすら知識がなかった。

研修を終えて救急医療の現場で働きはじめたとき、指の怪我といっても、数えきれないほどの種類があることをはじめて知った。なかば切断された指、破片が深く食いこんだ指、犬に噛まれた指、爪がつぶれた指などを診察した。人体の外の世界ではなにもかもが指にとって危険で、日常生活でありふれた怪我の犠牲になるようだった。

よくあるのが指のやけどだ。熱い油を手にかけてしまった子供を診察したことがある。着ていたTシャツを引き裂いて、それで指をくるんでクリニックに駆けこんできた。また関節がはずれて骨折し、ありえない角度に指が曲がった患者を何人も診るうちに、元どおりに骨をはめ直す技術を習得した。ＡＴＶ〔オートバイを四輪または三輪にしたような全地形対応車〕の事故で、足の親指をつぶしてしまった十代の少年もいた。親指の先端が足から垂直に突き立っていて、リドカインを注射して局所麻酔し、元の位置に戻そうとした。ＡＴＶを木に近づけすぎて親指の皮がはぎとられ、指が部分的に切断されたうえにねじれていることがわかった。本来なら救急クリニックではなくＥＲに行くべきだったかもしれないが、そうしないでくれたことで学ぶ機会が得られ、個人的にはありがたかった。

どの症例もはじめてでやりがいがあり、すべてから学ぶべきことがあった。たびたび、それまで想像したこともない指の症例を目にした。指を怪我した患者のレントゲン撮影の結果を待っているあいだに、はじめての症例にどう対処したらいいのか、よく調べたものだ。

まったく新しい魅力的な世界が目の前に開けた——ほぼ毎日、人体のどこかの部位を実際に見て、医療をおこなうことになったのだ。これまで腎不全、肝機能障害、肺炎といった内臓疾患を診断するときは、たいてい画像検査以外に血液と尿検査もして、直接見ることのできない臓器を間接的に診断してきた。しかし指だと、自分の五感を使ってじかに診察することができた。カルテをタイプしたり、コンピューターに検査オーダーを打ちこんだりする以外にも、自分の指を使って診察できるので解放感があった。

仕事をしながら実地に学んでいくことの副次的なメリットは、友人や家族にこぶや打ち身についてアドバイスできることだ。捻挫した指に添え木をあてる最善の方法や、すぐにERに行くべき徴候や、レントゲンをすぐ撮る必要のないケースについて知った。救急クリニックでの指の診療経験はもっとも実践的な医療技術だと感じられ、医師として役に立っていると実感できた。

保護プレートとなる爪

指は日常生活に必要な多くの仕事をこなしているが、まさにそのことが問題の原因になっている。人は指で物をつかんだり操作したりするが、それほど器用な体の部位は指だけだ。ドアにはさまれたり熱い鍋にさわったり、われたガラスにふれたり犬に嚙まれたりなど、指はしじゅう危険にさらされている。とりわけ外科医は手術をするとき指に頼っているので、怪我に備えて、すべての指に保険をかける医師もいると聞いたことがある。多くの人が一日じゅうパソコンの前にすわって過ごすが、キーをたたくのも危険だ。指の使いすぎで手根管症候群などを発症すると指が疼き、痛みにつながる。大活躍するだけに、指は永遠に危険にさらされるのだ。

足の指も同様だ——とりわけ親指はバランスをとるのに役立ち、歩くときは地面に押しあてられる。足の指はいちばん先頭を進んでいくので、すぐにどこかにぶつけかねない。救急クリニックで働いていたとき、足指の小さな骨はちょっとしたことで折れることを知った。手足の指を安全に保つには、毎日、注意と関心を注ぐ必要がある。猛烈に寒い冬はなおさらだ。さらに悪いことに、手足の指は人体でいちばん敏感な部分だ。人体の表面でもっとも神経の集中した場所が指に存在するので、怪我をすると非常に痛い。

わたしは指のなかでも爪の怪我に魅了され、切断されたり、粉々に砕けたり、一部または全部がはがれたりした場合の対処法をすぐに学んだ。爪は指先にある独特の部位だ。鋭い刃や車のドアから指先を守るように設計された、いわば保護プレートで、爪の周囲のやわらかい肉への衝撃をやわらげている。爪がなかったら、手足の指の先端は日常生活で少しずつ削りとられ、たくさんの小さな傷に水が染みて痛んだだろう。人間には動物の鉤爪《かぎづめ》のように武器となるものはない。人間の爪でも皮膚を引き裂けるが、たいていは防御のために使われている。

しかし、爪は人体のどこの部位よりも別の危害——自傷にさらされている。救急クリニックで、噛まれて無惨な姿になったさまざまな爪を見てきた。膿《う》んだ指先、ひきちぎられた肉片など。わたしも爪を噛む癖があるので、自分の歯で自分の指を痛めつける脳の謎の働きについてはよく知っている。患者に頻繁に手でふれるので、見栄えのいい手にしておきたくて、わたしは爪を噛まないように苦い味がするマニキュアを塗っている。理論上、爪は手足の指を守るように設計されているが、同時に虐待されやすい存在でもあり、外界からだけでなく神経症からくる攻撃までしばしば受けているのだ。

体温が教えてくれること

手足の指に降りかかる多くの苦難に対処するうちに、体温を調べるというもっとも重要な教訓を学んだ。ある朝、救急クリニックで、婚約指輪が引っかかってはずせなくなった女性を診察した。彼女はすでに妊娠後期に入っていたので、数か月のあいだに全身がふくらんでいた。その朝、左手の薬指はほかの九本よりもふくらみ、まだら模様の紫色のソーセージみたいだった。薬指をさわると、ほかの指よりもあきらかに冷たい。指輪が止血帯となり、指への血流が遮断されかけているのだ。指を救えるかどうかの瀬戸際だった。ときには、装飾品や婚約のしるしが脅威になることもあるのだ。

手足の指に問題が起きたとき、指の体温を調べることは不可欠で、診察における最初の一歩だ。それは腕、脚、肩、腰などの怪我の場合も同じだ。いちばん遠い指が温かければ血液がそこまで流れている証拠で、人体は健康だと言える。しかし、この女性の指は冷たかったので、ただちに処置をする必要があった。

指輪をはずすために、本にのっているあらゆる方法を試してみた。むくみを取るため余分な水分を押し出そうとして、両手で彼女の指をぎゅっと握ってから離すと、指はいくらか細くなり、わたしの手に痕を残した。しかし、指輪は動かなかった。外科用潤滑油を指に塗ってもだめだった。ユーチューブで知った技も試した。糸の端を指輪の下にすべりこませてからきつく指に糸を巻いていく。しかし、通した糸を引っぱってほどいても、指輪は動こうとしなかった。ついにリングカッターの出番となった。指を守る器具を指輪の下に差しこみ、カッターを回した。一分足らずで銀の輪が切れ指輪がはずれたとたん、ふくれたソーセージはしぼみはじめ、紫色からピンク色になった。数分後、指にふれてみると、温かくなっていた。

指が体幹の問題を示す場合もある。手足の体温は、内臓に深刻な問題が起きているかどうかを診断する手がかりとなるのだ。これまででいちばん冷たいと感じたのは、分娩後に大量出血をした女性の指だった。病室に入っていくと顔は青ざめ、唇はほとんど血の気がなかった。失血が重篤だというしるしだ。自己紹介をして、力のない彼女の手を握ると、指は氷のように冷たかった。血液を失うと、肉体がこれほど冷たくなるとは驚くべきことだ。彼女は動揺し、混乱した様子で病室を見回した。譫妄と氷のような指は、どちらも心血管虚脱の証拠だった。

指の冷たさは、人体の中心にあるペチカが、快適な室温にもかかわらず指を温める闘いに敗れたことを示していた。数分もしないうちに、彼女は手術のために急いで運ばれていった。挨拶であっても、愛情のしるしであっても、指と指をふれあわせることで他人とつながる。人体の末端にある部位のふれあいは、心臓につながっている気がする。指にふれるという簡単な診断は、患者の中心部について重大なことを教えてくれるのだ。

家と同じように、人体を均一に温めることはできない。体温は中心部と手足の指では大きくちがうし、指はたいてい数度低い。穏やかな天候では、体温の差や、体の中心部と末端部の重要な関係に気をとめなくてすむ。しかし、寒さにさらされると、そのことを痛感させられる。手足の指は自らを温めるのが下手なので、中心部の活気があって代謝が盛んな臓器から循環してくる温かさ、いわば人体のペチカに頼りきっているのだ。指は人体の生命維持には直結しない部位なので、犠牲にしてもいい器官とみなされることもある。けれど、外界によって指が脅かされたり痛めつけられたりすると、その有用性を思い知らされる。

あるとき、わたしはごく軽い霜焼《しも》けになったが、それは手足の指ではなく、頰だった。オンタリオの凍りついた湖を雪靴をはいて横断していたときのことだ。指と同じように、高い頰骨は体から出っ張っているので危険にさらされやすい。風を受けながら歩いていたとき、自分の顔が蠟《ろう》のように白くなっていくのに気づかなかった。いきなり、誰かの指が頰を包むのを感じた。いっしょに歩いていた人が気づき、毛皮の付いたミトンでほかほかになった両手で、凍りついたわたしの皮膚を温めてくれたのだ。

第15章　血液——全身に栄養を届ける貴重な体液

研修医のとき、病院の薬局ではヒルが飼われているという噂《うわさ》を耳にしたが、冗談だと思っていた。それまでヒルを見たことがなかったし、この吸血寄生動物は、医師が病気についてほとんど何も知らなかった時代の遺物で、歴史的にも取るに足らないものだと思っていた。

何世紀にもわたって、人間には四種類の体液があり、すべての病気はそれらのバランスの崩れから生じる、という考えが定着していた。四つの体液、すなわち血液、黄胆汁、黒胆汁〔現在では黄胆汁、黒胆汁という呼び方はしない〕、痰のうち、血液の過多は頭痛から痛風、精神疾患にいたるまで、あらゆる病気の原因だとみなされた。解決法は瀉血《しゃけつ》と呼ばれる治療で、外科用メスで患者の血管を切り、体液のバランスを取り戻したと医師が判断するまで、少しずつ血が抜かれた。

野生のヒルを集めて患者の体に貼りつけるのは、同じ目的の瀉血より穏便な治療法だった。世界じゅうの湖、池、水路にすむヒルはナメクジに似た環形動物で、人や動物の血を吸うことで、すべての栄養をまかなっている。ヒルを患者の体に貼りつけて血を吸わせるのはメスで切るほどの痛みを与えないので、昔の医師は患者の症状に応じて適切な数のヒルを処方した。薬の処方量を計算するのと同じようなものだ。中世のヨーロッパではヒル療法がとても広まっていたので、スラングで医師はヒル《リーチ》、医学教科書はヒル本と呼ばれていたほどだ。医師とヒルのあいだには、種を超えた独特の絆が築かれた。人体から血を抜くという、まちがった思いこみに基づく治療法におけるパートナーだったのだ。

やがて、健康と病気について医師が理解を深めると、体液のバランス説と患者の血を抜く治療法を採用しなくなった。すべての体液のなかでも、血液はもっとも重要だ。人体の隅々まで流れ、肉体が生きていくための必需品を供給しているからだ。血を抜いて貧血になると、赤血球が減って組織に酸素を運べなくなってしまう。医学史の専門家によれば、二十世紀までの患者は、医師によって命を助けられるよりも害を与えられた可能性が高く、それはおもに瀉血のせいだった、という仮説もある。

わたしにとって、ヒルは医学の古き悪《あ》しき時代の蛮行と無知を象徴するものだった。病院の薬局でヒルを利用できるという噂を前から聞いていたので、自分で真実を確かめようと考え、さっそく薬局に連絡した。ふだんなら服用量や飲むタイミングについてアドバイスをもらうためだが、今回は噂は本当かと薬剤師に訊くためだった。

薬剤師はくすくす笑った。「ええ、たしかにこちらで保管していますよ」

患者に処方している錠剤や粉薬や注射アンプルといっしょに生き物が保管されていることに、むくむくと好奇心がわいてきた。病院の薬局はきわめて先進的で効果的な薬を備えている——抗がん剤、免疫促進剤、抗生物質。それらといっしょにヒルがいるのは場ちがいに思えた。しかも、血を好むために利用される寄生動物として。

「どこの科で使われているんですか？」とたずねた。答えは形成外科だった。

わたしはすぐにオンコールの形成外科医エドワード・コブライ博士に連絡をとって、話を聞くことにした。大半の人は、形成外科医のおもな仕事は鼻や胸の整形だと考えているが、コブライ博士によると、「組織を移植させること」なのだそうだ。人体のある場所から別の場所へ筋肉や皮膚を移植し、傷、やけど、手術によって変形した組織を再建する。移植した組織が新しい場所で生き延びる、つまり「定着する」かどうかは、適切な血流があることが必須で、ここでヒルが助っ人となる。

ヒル療法を見学したいと頼んだが、残念ながらそのときはコブライ博士のもとにひとりも患者がいなかった。二日後、博士から連絡があった。前の晩に指に重傷を負った患者が入院したので、ヒル療法を開始したという。患者の名前はマイケルで、病室の場所もわかった。こうしてわたしは形成外科病棟にすっ飛んでいった。

完璧な食物

血液は人体が生きつづけるために、もっとも重要な体液だ。失われると恐ろしいことになる。どんなに小さな部位でも、体が機能しつづけるためにはつねに血流が必要だ。血液を循環させるという任務は心臓血管系の目的であり、それは血液による人体の灌漑《かんがい》システムと言えるだろう。血液の運搬がたとえ短時間でも阻害されると、人体の細胞はしぼんで死んでしまう。土中の植物の根が、水不足によって干上がってしまうように。心臓は人体が健康を保つための中核で、心停止による心拍の停止は血流が流れなくなるため、臨床上もっとも一刻を争う緊急事態だ。人体の死は、実際にはおびただしい数の細胞の死だが、どの細胞も血流停止によってたちまち死んでしまう。

血液は複雑な体液でもあり、重要な運搬手段として機能し、体じゅうにさまざまな栄養を送り届けている。内臓をめぐる血液は食べ物から吸収された栄養を取りこみ、体のあらゆる場所に運んでいく。血液は肺の中も流れ、そこで酸素を取りこみ、青黒い血液は赤くなる。鉄分が豊富なので、酸素にふれると赤く変化するのだ。同じ理由で、呼吸を始めた新生児はピンク色になる。赤い血液は人体の組織すべてに流れていき、細胞に酸素を与える。すると血液は赤から青黒い色に戻り、ふたたび肺に帰ってきて、そこでまた赤くなる。こうして命あるかぎり、同じサイクルを続ける。

血液内部にはタンパク質、炭水化物、脂肪、塩、ミネラル、細胞というバラエティに富んだ栄養が含まれているので、人体の健康について包括的なことがわかる。だからこそ、医師は診察の一環として定期的に血液検査をするのだ。血液検査は臓器の状態からホルモンバランス、感染症の存在にいたるまで、人体についてほぼすべてのことを示している。秘密の暗号のような検査の数値は、患者が病気か健康か、病気ならどれほど深刻かについて医師に伝える。多くの病気を診察するために医師は血液検査に頼っているが、これは中世の医師と血液の関係よりも、ずっと進歩的と言えるだろう。現代の採血は、治療よりは診断のためであり、患者の見えない体内について、たぐいまれな洞察力を発揮する。

血液は広範囲の組成物からできているおかげで、非常に栄養に富んでいる。胎児が子宮で過ごすとき、唯一の栄養源は母親の血液で、成長するために必要なものすべてをそこから摂取している。

血液は完全食なので、蚊《か》だけでなく、ダニ、ナンキンムシ、吸血コウモリ、それにもちろんヒルにとっても主食だ。ただし、ほかの吸血動物とはちがい、ヒルは適量の血を飲み、冷蔵庫で何か月も保管できる。だからこそ、医療専門家たちに重用されつづけているのだ。

血液過多での最善の治療法

マイケルはやがて血まみれになるとは予想もせずに、ふだんどおりの一日を始めた。バーモント州出身の建設労働者のマイケルはキッチンでコーヒーを飲みながら、家の裏窓から外を眺めた。すると、一家が飼っている犬が、つながれている鎖にうしろ足をからませてしまったことに気づいた。外に出て、犬をつないでいる大きなカエデの木に歩いていった。首輪から鎖をはずし、足を自由にしようと手を伸ばした。とたんに、犬は猛ダッシュで飛び出し、鎖がマイケルの親指に罠《わな》のように巻きつき、思いきり締めあげた。

親指はかろうじて手とつながっている状態で、だらんと垂れ下がり、手から血が噴き出した。その瞬間、最先端の医療技術と古めかしい治療法が融合した長い旅が始まったのだ。

第15章　血液

全身に栄養を届ける貴重な体液

マイケルの妻はいちばん近いERに夫を運んでいき、医師たちは出血を止めるために手にきつく包帯を巻きつけ、痛み止めを注射した。ERの医師が傷を診察すると、マイケルの親指を手につけるには外科の専門医が必要なことがすぐに判明し、ボストンのマサチューセッツ総合病院に搬送された。

コブライ博士はマイケルが病院までまだ一時間かかる地点にいるときに、傷について知った。彼がマサチューセッツ総合病院のERで青いスクラブと青いキャップを身につけて待っていると、救急救命士がマイケルをストレッチャーに乗せて運んできた。博士が傷を覆っている分厚いガーゼをはがしてみると、切断されかけた親指が現れた。さわると冷たく、色は出血した肉ならではの灰色だった。博士が傷をじっくり調べると、細断された血管が見てとれたので、血流を至急回復しなければマイケルの親指は残せないと判断した。

手術室に運ばれたマイケルの親指にメスを入れても、出血はまったくなかった。細断された動脈が血を運べなくなっている証拠だ。博士が裸眼では見えないほど細い糸で動脈と静脈を修復すると、ようやく赤い血が傷にあふれだし、下に敷いた青い手術室のタオルに滴った。出血は健康な生きた肉体にしかできない生命力の宣言なのだ。

一時間以上かかって手術は終わり、マイケルは形成外科病棟に運ばれた。数時間後、コブライ博士が術後の経過を調べるために訪ねると、親指はふたつの状況を示していた。温かく血が通っていて、細断された動脈が修復されたことがわかった。一方、ひどく腫れ、紫がかかった青色になっていた。それは静脈が損傷している証拠だ。

博士によれば、動脈は静脈よりも縫合が簡単だそうだ。動脈壁は厚く頑丈で、拍動ごとに伝わる振動に耐えられるように筋肉繊維がからみ合っている。かたや静脈壁はもっと薄くてやわらかく脆いため、きつい縫合に耐えきれないことが多い。手術室で血管がふたたびつながったにもかかわらず、血流が遅くなると、血液が凝固しやすくなる。ゆるやかな水の流れやよどみが、勢いのある流れよりも凍りつきやすいように。

血液はマイケルの親指に流れこんだままで出ていくことができなくなっていた。全身をめぐる循環が成り立たなくなっているのだ。指は血液過多で充血していたので、コブライ博士はこの場合の最善の治療法を決断した。ヒルの登場だ。

ヒルの吸引療法

翌朝、わたしが病室のマイケルに会ったのは、看護師の声で彼が目を覚ましたときだった。疲れて生気のない目からは、とぎれとぎれの睡眠、鎮痛剤の影響、疲労の様子がうかがわれた。鎖が指に巻きついた瞬間から、彼の人生は修羅場になったのだ。自己紹介をして、治療を見学させてもらいたいと頼むと、彼はうなずいた。

看護師がラッチ付きの赤いプラスチック容器を病室に運んできた。何も言われなくてもマイケルは片腕を伸ばし、傷ついた手をベッド脇のテーブルに置いた。すっかり手順に慣れているようだ。乾いてえび茶色になった血がこびりついた包帯から、腫れた親指が上に突き出し、二本の細い金属ピンが親指の先端から伸びている。砕かれた骨と血管を修復し、親指を皮肉なことに「いいね！」の形に固定しておくためだ。看護師はテーブルにのせられているマイケルの手のわきに、赤い容器を置いた。

看護師たちに「ヒルモーテル」と呼ばれている容器には、その日の分の二十四匹のヒルが入っていた。一時間ごとに一匹が親指に貼りつけられる。その朝早く、院内薬局から形成外科病棟にスタッフによって届けられたものだった。通常、大半の薬は薬局から病棟までエアシューターで運ばれるが、ヒルのような生き物は繊細なので使えなかった。病棟に到着したとき、健康でお腹をすかせていてもらわなくてはならない。なんといっても、ヒルの食欲が治療の有効性にかかわっているのだから。

看護師はマイケルの手にかがみこむと、親指をじっくり見た。手袋をした指でマイケルの親指の先端近くのピンク色の部分を押すと、一瞬、肉が灰色がかった白になってから、たちまちふくらんでピンク色に戻るのがわかった。もっとも細い毛細血管にまで血液が戻っているのは、傷ついた指に血液が流れていることの証拠だ。ヒルはこれからたっぷり血を飲んでくれるだろう。

看護師はヒルモーテルのラッチをはずし、細いピンセットを取り上げた。プラスチック容器をあさると、光る金属製のピンセットの先端に七・五センチぐらいのくねくねしたリボンのようなヒルがはさまれていた。ヒルはナメクジよりもずっとカラフルだ。黄色とオリーブグリーンで複雑に染め上げられた背中には斑点が散り、両脇に薄茶色の線が走っている。ヒルはばたつき、首をもたげ、看護師のピンセットから逃れようとむだな抵抗をしていた。

しっかりピンセットを握ったまま、看護師はヒルをマイケルの親指の先端に貼りつけた。ヒルはさらに激しく身をくねらせた――たぶん血のにおいを嗅《か》ぎつけたのだろう。マイケルは、ヒルの口の吸盤が自分の皮膚を探っているのを無関心な様子で眺めている。看護師は身をよじっている生き物にはげますような言葉をささやきかけた。

とうとうヒルはうってつけの場所を見つけ、口を親指の先端に押しつけた。ヒルは血の味にうっとりとしたようで、いきなり動きを止めた。マイケルに痛いかどうかたずねた。ほとんど何も感じないという答えだった。血を吸っているヒルの体が蠕《ぜん》動《どう》運動で波打ちはじめると、マイケルは頭を枕につけた。

劇的な改善

十五分後に看護師とわたしはマイケルの病室に戻った。看護師がその頃にはヒルは食事を終えているはずだと教えてくれたのだ。マイケルは眠っていて、ヒルはまだ親指の血を吸っていた。さきほどの二倍の大きさになり、血でパンパンにふくらんでいる。

看護師はピンセットを取り出し、ヒルがマイケルから離れた瞬間につかんだ。タイミングは完璧だった。その前日、看護師が病室に戻ると、血の跡がマイケルのベッドの足下から白いリノリウムを横切って、トイレにまで続いていたそうだ。彼女は血の跡をたどっていき、トイレの陰にヒルがうずくまっているのを発見した。野生の生息地と同じような暗くてじめじめした隠れ家で休息して、食事を消化しようとしたのかもしれない。

マイケルの親指をしげしげと眺めた。ヒルが血を吸ったおかげで、腫れは劇的に改善されていて、紫色から鮮やかなピンク色に変わっている。手術後、マイケルの親指は血液過多に苦しめられてきた。うっ血した組織はきちんと治らないので、傷ついた静脈が数日かけて再生するまで、ヒルに余分な血液を取り除いてもらうのだ。

一時間ごとに血液を除去する治療は三日間続き、親指の静脈が再生してきたので、コブライ博士のチームはさらに二日かけて、治療の間隔を広げていった。ヒル療法によって、過去の大勢の患者と同様にマイケルは貧血になったが、彼にとって最優先の医療上の課題は、たとえ何かを犠牲にしても血液を除去しなくてはならないというものだったのだ。輸血によって、すぐに貧血は治った。ヒル療法はまもなく終了し、親指は自力で血流を取り戻した。マイケルは退院して、バーモントの自宅で何か月もかけてリハビリをすることになった。

血液を変える

ヒル療法はうっ血した組織から血を除去する方法だが、それが功を奏するかどうかのカギは、じつはヒルに吸われる血液にはない。ヒルが食事を終えたあとも、傷は出血しつづけている。それは昔から医師も動物学者も認識している事実だ。この事実はヒルを医学的に重要な存在にし、伝統的なヒル療法に替わって血液凝固の治療を大きく変えた。

現代の薬を生み出した知識革命は、解剖をしている病理学者が、病気の本当の原因は体液ではなく、腫瘍、感染症、臓器不全で、血液の凝固による死がもっとも多いという事実を発見したことで起きた。もちろん、血液は凝固する。さもなければ、紙で手を切ったり鼻血が出たりしただけで、命にかかわるだろう。しかし、血流に不適切にできた凝固は、命にかかわる多くの病気の原因になる。心臓発作、脳卒中、肺塞栓《そくせん》症などだ。この新しい発見によって、科学者たちは血液の凝固を防ぐことのできる薬を熱心に探しはじめ、そのひとつをヒルに見出したのだった。

ヒルの嚙み傷を詳細に研究したところ、ヒルの唾液にはヒルジンという強力な抗凝固物質が含まれていることがわかった。ヒルにとって、ヒルジンは食物となる血液が凝固するのを防いでくれるので、より長く血を吸いつづけることができる。ヒルが口を離したあとも、嚙み傷に残った唾液によって血が流れつづける。一回の食事で医療用ヒルは五ミリリットルの血液を吸うが、実際にはずっと多くの血液が失われることは、それで説明がつく。余分に血が流れるおかげで、コブライ博士のような形成外科医によって利用されるヒル治療の効果は大きい。人間にとって、ヒルの唾液の研究は、二十世紀初めの抗凝固薬の商品化につながった。すりつぶしたヒルの頭から抽出した薬剤だ。

現在、内科医としてのわたしの仕事の多くが、患者の血液の凝固を防ぎ、治療することだ。抗凝固薬の選択肢はますます増えていて、ヒルジンから作られた薬品はいまだに広く使われているし、わたしが医科大学を卒業してから十年もしないうちに、数種類の新しい抗凝固薬が市場に出た。血液の凝固が引き起こすさまざまな障害を治療するために、医師はさらに多くの手段を持つようになったが、最初に医療に貢献してくれたのはヒルだ。

これは意外なことではない。寄生動物は治療の情報源になるのだ。そもそも寄生というのは宿主を犠牲にして生きることで、寄生動物は人体の防御を巧みにすりぬけ、栄養となる物を食べる。はるか昔から人間やほかの動物とともに生きて進化し、何世代にもわたって血を飲んできたので、ヒルの唾液は血液の通常の凝固機能を防ぐように発達してきたのだ。長い歴史において、ヒルが人間に歯を食いこませるたびに、その唾液は人間の血と混じり合った。人間とヒルの体液の混合物は、宿主と寄生生物の協力関係を象徴するものだ。協力関係を続けながら、ヒルは人間の生理機能を操り、その脆弱性を利用して必要なものを手に入れた。それを人間は薬剤として転用したのだ。

そして、医師もまったく同じようにして生計を立てている。患者に処方するどの薬も、患者の生化学を変えるものだし、健康を取り戻したり病気の症状をやわらげたりする期待で、生理機能を操ろうとするものだ。患者に抗凝固薬を処方するとき、医師はヒルと同じように患者の血液を変えようとしている。わたしの仕事の道具は、寄生生物が使うものとたいして変わらないし、ときにはまったく同じ場合もある。そして将来的に、ヒルがもっと広範囲の病気を治せることを発見するかもしれない。

自然界から学ぶ

医学の将来について考えるとき、どんな改革が現在の医療のやり方を変えるだろうと、よく想像する。現在の医療のどんな面が、野蛮だとみなされるだろう？　きっとたくさんあるにちがいない。未来の医師は過去を振り返り、体液理論がすたれてから一世紀たった二十一世紀初めでも、医師たちが人体から血を抜いていることに驚愕するにちがいない。患者から大量の血を採りすぎたことで、わたしはうしろめたく感じている。しばしば必要のない検査をおこなっているし、長期間入院している患者は、採血されるだけで貧血になりかねない。将来、すべての検査がたった一滴の血液で可能になったら、現在の医師は野蛮でヒルみたいな吸血生物だ、と言われることだろう。

とりわけ自然界から学ぶことで、つねに医療は向上しようとしている。もっとも、歴史においては汚点がたくさんある。命を救う技術の進歩は、過去のあやまちから生まれる場合もあるし、長く見向きもされなかった過去の治療がふたたび脚光を浴びることもある。医師は人体をどう治療するべきか、自然界に永遠にアドバイスを求めつづけるだろう。はるか昔からその技を身につけていた生き物から、人間の血を操作する方法を学んだように。

謝辞

何十年にもわたって、多くの人々がこの本を現実のものにするために力を貸してくれた。人体について教えてくださった人々に感謝している。そのひとりは、わたしが解剖したご遺体で、多くのことを学んでいくあいだじゅう辛抱強く付き合ってくださった。

わたしの医師としてのキャリアに、何人かの医師は大きな影響を与えた。ラリー・ワイズバーグ先生とウィリアム・サーキス先生のおかげで、最初に医師としての全体像をつかむことができた。ジム・ウィザーズ先生はわたしのキャリア選択をはげまし、ジャック・プレガー先生はひとりでこれほどすばらしいことができるというお手本を見せてくれた。

自然界を探検したときには多くの師やガイドがいたが、マーク・ガッセンほど大切な人物はいない。野生の食べられるものの見分け方と、弓の作り方ばかりか、いかにして人間が自然界に適応しているかについて、より深く理解することも教えてくれた。マリア・ティシアクニアックは旅の仕方を教えてくれ、それによってわたしの人生は変わったし、ラリー・ミルマンはさいはての土地、奇妙な食べ物、旅行記に夢中になるきっかけをくれた。ふたりには心から感謝している。レスリー・バン・ゲルダー、トム・ブラウン・ジュニア、アントニナとイワン・クリアソフ、ハーマン・アーソック、スティーブ・ブリル、ジム・リッグズ、マット・リチャーズ、キーリンとデイブ・マローン夫妻、クレイグ・ジョージ、グレン・シーハン、アン・イェンセン、N・スチュアート・ハリス先生、ウォレン・ザポル先生、〝ビル・レディ〟、トム・ヘネシー先生、それにカハビ・イサングラ先生、ビベク・クリシュナン先生、サニー・ジェイン先生、ムンバイで出会ったすべての医学生たち、これらの人々はわたしの世界を広げてくれた。

この本を書く際には、編集と構成でサンドラ・バークがとても貴重な手助けをしてくれた。ローレン・ビトリッチにはこの企画を大切にし、最後まで見守ってくれたことに感謝したい。この本を信じてくれたフラットアイアン・ブックスのノア・イーカー、サラ・マーフィー、メーガン・リンチ、ボブ・ミラーにも感謝を捧げる。さらに著作権エージェントのジェフ・シルバーマンは、最初にこの本を書くように背中を押してくれた。ありがとう。またイーライ・キンティッシュ、ブレット・モール、ビビアン・ライスマン、ベンジャミン・ヤドコフ先生、タマル・ライスマン先生、ダニエル・フリス先生からは、原稿に対して役に立つフィードバックをいただけて幸運だった。

この本を書いているときには、さまざまな人に久しぶりに連絡をとり、妙な題材についておかしな質問を浴びせた。時間を割いてくれた、以下のみなさんに心からの感謝を申し上げたい。アリ・ミラー、キキ・アラニタ、アイリス・カッツナー、サンドラ・モール、アイグロ・ゲイラ、シンシア・グレイバー、ニコラ・トゥイリー、ニール・ヤドコフ先生。ジェニファー・カービーには珍しい食べ物についての話をうかがった。ブッダ・バスニャット先生とケン・ザフレン先生は高地の薬を教えてくれた。以下の諸先生方には糞便、脂肪、粘液などについて、突飛な質問に答えていただいた。エバンゲリア・ベフス先生、リビー・ホーマン先生、エドワード・コブライ先生、デイビッド・デンジス先生、ジョン・マクギニス先生、リー・カプラン先生、ダグラス・カッツ先生、トマス・ストレイヤスキ先生、カハビ・イサングラ先生、スリラム・マチネニ先生、ポール・ジャンメイ先生、ホセイン・サデギ先生、ムーサ・ユネシ先生、シャーロット・ナスバウム先生、ダニエラ・クロシンスキ先生、サラ・ギルピン先生。そして、以下の方々には配管から病院内での睡眠、宗教、食べ物に関する法律にいたるまで、わたしの変わった疑問を満足させていただいた。リチャード・ブレイクスリー、デイビッド・ウェイト、アニ・チョーテン、セオドア・ルガー、オーウェン・パターソン、アンカー・カルラ先生、ニメシュ・ベスワラ先生、ユリア・スロノバ先生、デイビッド・バーンズ先生、トミー・ヘイン先生、バーナード・キネイン先生、マージョリー・ブラバード先生。さらにマリリン・ザイデルには、誤嚥についてご教示いただいたことに、そして、タネスワール・バンダリ、ソニア・ベッカー、アリバ・ディ先生にはインタビューを手助けしていただいたことに感謝する。

ユダヤの法律について詳しく教えていただいたエフダ・ウェクスラー、シャヤ・ウェクスラー先生、チャヤ・ウェクスラー、ラビのシュロモ・ウェクスラーにお礼を申し上げる。肺に関連する連邦記録を探す際には、ペンシルベニア大学法学部司書のスーザン・グアルティア、USDA（米国農務省）のカースティン・ネルソンとアシュリー・ジョンソンに手助けしていただいた。また、クーパー医科大学のスーザン・キャバナーには歴史的な言及の件で助力を、ローレン・スタインフェルドとヘレン・オシスロースキには法律的なアドバイスをいただいた。

そして最後に、この本がそもそも日の目を見ることになったのは、なによりもアナのおかげだ。わたしのサポート役であり、編集者であり、人生のパートナーで、ミューズであることへの感謝は、このページの言葉だけでは十分に言い表せない。アナのおかげで、地に足がついて集中でき、論理的に考えられた。出会ってからずっと、何をするにしても彼女はそうやって導いてくれた。彼女の惜しみない愛情とサポートに、永遠に感謝を捧げる。

訳者あとがき

本書『未知なる人体への旅――自然界と体の不思議な関係（原題 *The Unseen Body: A Doctor's Journey Through the Hidden Wonders of Human Anatomy*）』は、現役の医師によるユニークな医学エッセイである。著者のジョナサン・ライスマンは大学卒業後、医師になるまえにカムチャツカ半島を旅し、その旅の終わりに、自分を丁重にもてなしてくれた土地の人々を助ける医師になろうと決意する。医師となったあとも、北極圏やネパールの高地など世界各地で診療経験を積み、その結果、人体の臓器を理解するためには、自然の生態系についての深い知識も必要だと知るにいたった。

本書では喉、心臓、脳、粘液など十五の臓器と体液を取り上げ、ライスマンの自然界での豊かな知識と経験をもとに、独自の視点から人体の驚異が語られていく。大自然の中や人里離れた土地での珍しい体験と臨床現場での経験が融合され、より深く人体の神秘に踏みこんでいく描写には冒険物語を読むようなワクワク感がある。

ここで、本書に対する賛辞をいくつかご紹介しよう。

医師であり自然主義者であるライスマンは、人体の旅を通じて「命そのものの舞台裏」を見せてくれる。世界じゅうで医師として働いた経験とあくなき好奇心が、生き生きとした物語を紡ぎだしている。

パブリッシャーズ・ウィークリー誌

本書は勇敢な探検家による、人体のすばらしい旅物語だ。自身の体とその働きに少しでも興味がある人にとって必読の書と言えるだろう。

法人類学者・解剖学者、英国王立人類学協会会長　スー・ブラック

ライスマンの情熱と好奇心は、糞便や遺体の話でも揺らぐことがない。医療や自然主義的な医学に興味のある読者は、おおいに好奇心を刺激されるだろう。

ライブラリー・ジャーナル誌

賛辞にもあるように探検家でもあるライスマンは、旅での経験を巧みに人体の臓器の働

きに結びつける。たとえばカムチャツカ半島で馬に乗って川を遡ったときの経験から、川の流れを心臓の血管系になぞらえる。さらには、血管の漏れや詰まりを病院の配管問題と重ねて解説する。そのユニークな視点には驚くばかりだ。

「皮膚」の章では、いまやライスマンのライフワークになっている皮なめしの作業について詳しく語られ、それが皮膚の構造解説へと見事につながっていく。

また「肝臓」や「肺」、「脂肪」の章で語られているように、臓器をより深く理解することとそれらを食べることとは、ライスマンにとってはわかちがたく結びついているようだ。ユダヤ人一家に生まれ、幼いときから食卓に出されたチョップド・レバーや、その後アイスランドの羊の頭をゆでて縦半分に切った料理のスヴィーズを味わい、さらに現在、アメリカでは食用が禁止されている動物の肺を食べるために、イスラエル、テルアビブのレストランまで足を運ぶ。北極圏に住むイヌピアットの人々と氷上で過ごし、脂肪たっぷりの伝統的な食べ物も堪能した。

実際ライスマンは、二〇二二年秋、ミシシッピ州で「すばらしい晩餐の解剖学」と銘打った会を共催している。メニューには牛の腸と肝臓入りスープ、心臓のタコス、骨髄のアイスクリームなどが並び、会場でライスマンが牛の心臓を解剖し、豚の頭の断面を見せて解説した。「おいしい内臓料理を通じて、自分自身の体と、アメリカ南部とナイジェリアの料理について学ぼう」というテーマのイベントのようだ。ライスマンは体の中をより深く理解したいがために、内臓料理を食べることに情熱を傾けている。まさに食べることは学ぶことなのだ。

また、「脳」の章では空気の薄いネパール高地の診療所で働いていた経験が語られる。「診療所の仕事を引き受けたのは、おもに自分が山と旅を愛していたからだが、厳しい環境が人体にどういう奇妙な効果を及ぼすかについて、もっと知りたいという気持ちもあった」と述べているように、ライスマンは好奇心旺盛な探検家でもある。

好奇心と言えば、「血液」の章では吸血動物であるヒルの治療について実際に患者を取材している。ヒル治療は瀉血がおこなわれていた中世のものだろうと訳者は思いこんでいたが、じつは現在でもおこなわれているとは意外だった。

このように、本書はどの臓器についても、ライスマンならではの独特の視点とユニークな経験に基づいて描かれている。医師としての数々の臨床経験だけではなく、探検家としての大胆で、ときには危険な体験に基づく考察が本書の大きな魅力だろう。

著者のジョナサン・ライスマンにとって、本書が初めての著書だ。アメリカのニュージャージー州で生まれ育ち、ニューヨーク大学で数学と哲学を学んだあと、本書に書かれているようにロシアを数か月にわたって旅した。帰国後、ニュージャージー州のロバート・ウッド・ジョンソン医科大学に入学して現在は内科と小児科の医師である。スペイン語とロシア語が堪能だという。現在、ペンシルベニア大学で生命倫理学を教える妻のアナと子供たちといっしょにフィラデルフィアで暮らしている。

本書は自分自身の体を改めて愛おしく感じさせてくれるエッセイである。読み終わったとき、臓器ひとつひとつが見事に連携しあい、人体をいかに巧みに操縦し健康を保ってくれているかに気づき、感動を覚えることだろう。

最後になるが、医学用語を含めて丁寧にチェックしてくださった東京医科歯科大学医学部の小林崇希さんに感謝申しあげる。

二〇二二年十月

Jacobj C. Verfahren zur Darstellung des die Blutgerinnung aufhebenden Bestandtheiles des Blutegels. D.R.P., 1902; Patent Nr. 136103, Klasse 30h/204. Jacobj C. Über Hirudin. *Deutsche Medizinische Wochenschrift*, 1904;33:1786–1787.

＊URLは2021年11月の原書刊行時のもの。

2016, Sep;24(9):1962-1968.

p.229 ほかの人々よりも効率的に利用できる：Fumagalli M, Moltke I, Grarup, N, et. al. Greenlandic Inuit show genetic signatures of diet and climate adaptation. *Science*. 2015 Sep 18;349(6254) :1343-1347.

第11章 肺——汚染物質を防ぐ神聖なバリア

p.241 一九六九年、アメリカ農務省（USDA）は：9 C.F.R. § 310, 325 (lungs).

p.243 USDAによるブラックリストに：9 C.F.R. § 310.17 (mammary glands).

p.248 十八の異なる体の部位を調べ：Shulchan Aruch, Code of Jewish Law, Yoreh De'ah, 39:1. 以下を参照。www.sefaria.org/Shulchan_Arukh%2C_Yoreh_De'ah.39.1?lang=bi. 2020年８月18日にアクセス。

第14章 指——体内の重要な情報を知らせる末端部位

p.304 凍てつく寒さでは引っこんで：Hershkowitz M. Penile frostbite, an unforeseen hazard of jogging. *The New England Journal of Medicine*, 1977 Jan 20;296(3), 178.

第15章 血液——全身に栄養を届ける貴重な体液

p.313 すなわち血液、胆汁、黒胆汁、痰のうち：Britanica. Leech: T. Editors of Encyclopedia, *Encyclopedia Britanica*. http://www.britannica.com/EBchecked/topic/334632/leech. 2020年８月18日にアクセス。

p.314 中世のヨーロッパでは：Magner, LN. *A History of Medicine*, Second Edition. CRC Press, 2005.
医学史の専門家は：Wootton D. *Bad Medicine: Doctors Doing Harm Since Hippocrates*. New York: Oxford University Press; 2007.
Kang L, Pedersen N, *Quackery: A Brief History of the Worst Ways to Cure Everything*. Workman Publishing; 2017.（リディア・ケイン、ネイト・ピーダーセン『世にも危険な医療の世界史』福井久美子訳、文藝春秋、2019年）

p.325 ヒルが口を離したあとも：Mode of Action. Leeches U.S.A.LTD. http://www.leechesusa.com/information/mode-of-action. 2020年８月25日にアクセス。

ヒルの唾液の研究は：Nowak G, Schrör K. Hirudin—the long and stony way from an anticoagulant peptide in the saliva of medicinal leech to a recombinant drug and beyond. A historical piece. *Thrombosis and Haemostasis*. 2007 Jul;98(1):116-119.

288(12):1471-1472.
Cohen S, Doyle WJ, Alper CM, Janicki-Deverts D, Turner RB. Sleep habits and susceptibility to the common cold. *Archives of internal medicine*. 2009 Jan 12;169(1);62-67.
Rechtschaffen A, Bergmann BM, Everson CA, Kushida CA, Gilliland MA. Sleep deprivation in the rat: X. Integration and discussion of the findings. *Sleep*. 1989 Feb;12(1):68.
Rechtschaffen A, Bergmann BM. Sleep deprivation in the rat: an update of the 1989 paper. *Sleep*. 2002 Feb 1;25(1):18-24.

p.147 腫瘍と闘う特性すら持っている：Bartsch H, Bartsch C. Effect of melatonin on experimental tumors under different photoperiods and times of administration. *Journal of Neural Transmission* 1981;52(4):269–279.
Lissoni P, Chilelli M, Villa S, et al. Five years survival in metastatic non-small cell lung cancer patients treated with chemotherapy alone or chemotherapy and melatonin: a randomized trial. *Journal of Pineal Research* 2003 Aug 35(1):12–15.

第7章 脳——世界を見るための深遠な展望台

p.155 若くて健康なトレッカーよりも：Honigman B, Theis MK, Koziol-McLain J, et. al. Acute mountain sickness in a general tourist population at moderate altitudes. *Annals of Internal Medicine* 1993 Apr 15;118(8):587-592.
Hackett PH, Rennie D, Levine HD. The incidence, importance, and prophylaxis of acute mountain sickness. *The Lancet*. 1976 Nov 27;2(7996):1149-1155.

p.159 脳のこの領域にも、高地は影響を与える：Shukitt-Hale B; Lieberman HR. The effect of altitude on cognitive performance and mood states. Institute of Medicine (US) Committee on Military Nutrition Research, Marriott BM, Carlson SJ, eds. *Nutritional Needs in Cold and In High-Altitude Environments: Applications for Military Personnel in Field Operations*. National Academic Press; 1996 所収. www.ncbi.nlm.nih.gov/books/NBK232882.

p.159 大脳皮質の機能不全によって：Pun M, Guadagni V, Bettauer KM, et. al. Effects on cognitive functioning of acute, subacute and repeated exposures to high altitude. *Frontiers in Physiology*, 2018 Aug 21;9:1131.

第10章 脂肪——隠れたヒーロー

p.219 平均的なアメリカ人の成人は：Dutton GR, Kim Y, Jacobs DR, et. al. 25-year weight gain in a racially balanced sample of U.S. adults: The CARDIA study. *Obesity*.

第6章 松果体——睡眠の守護者

p.134 体の概日リズムを同調させる強力な信号：Gabel V, Maire M, Reichert CF, et. al. Effects of artificial dawn and morning blue light on daytime cognitive performance, well-being, cortisol and melatonin levels. *Chronobiology International*, 2013 Oct;30(8):988-997.

p.139 さまざまな病気の経過は：Hoevenaar-Blom MP, Spijkerman AM, Kromhout D, Verschuren WM. Sufficient sleep duration contributes to lower cardiovascular disease risk in addition to four traditional lifestyle factors: the MORGEN study. *European Journal of Preventive Cardiology*. 2014 Nov;21(11):1367-1375.
Knutson KL, Van Cauter E, Rathouz PJ, et al. Association between sleep and blood pressure in midlife: The CARDIA sleep study. *Archives of internal medicine*. 2009 Jun 8;169(11):1055-1061.
King CR, Knutson KL, Rathouz PJ, Sidney S, Liu K, Lauderdale DS. Short sleep duration and incident coronary artery calcification. *The Journal of the American Medical Association*. 2008 Dec 24;300(24):2859-2866.
Lao XQ, Liu X, Deng HB et al. Sleep quality, sleep duration, and the risk of coronary heart disease: A prospective cohort study with 60,586 adults. *Journal of Clinical Sleep Medicine*. 2018 Jan 15;14(1):109-117.
Sabanayagam C, Shankar A. Sleep duration and cardiovascular disease: results from the National Health Interview Survey. *Sleep*. 2010 Aug 1;33(8):1037-1042.
Patel SR, Hu FB. Short sleep duration and weight gain: a systematic review. Obesity. 2008 Mar;16(3):643-653.
Cappuccio FP, Taggart FM, Kandala NB, et al. Meta-analysis of short sleep duration and obesity in children and adults. Sleep. 2008 May;31(5):619-626.
Spiegel K, Tasali E, Penev P, Van Cauter E. Brief communication: Sleep curtailment in healthy young men is associated with decreased leptin levels, elevated ghrelin levels, and increased hunger and appetite. *Annals of Internal Medicine*. 2004 Dec 7;141(11):846-850.
Greer SM, Goldstein AN, Walker MP. The impact of sleep deprivation on food desire in the human brain. *Nature Communications*. 2013 Aug 13; 4:2259.
Cappuccio FP, D'Elia L, Strazzullo P, Miller MA. Quantity and quality of sleep and incidence of type 2 diabetes: a systematic review and meta-analysis. *Diabetes Care*. 2010 Feb; 33(2):414-420.

p.146 広範囲にわたる生理学的な重要性は：Guerrero JM, Reiter RJ. Melatonin-immune system relationships. *Current topics in medicinal chemistry* 2002 Feb;2(2):167–179.
Besedovsky L, Lange T, Born J. Sleep and immune function. *Pflugers Archiv European Journal of Physiology*. 2012 Jan;463(1):121-137.
Spiegel K, Sheridan JF, Van Cauter E. Effect of sleep deprivation on response to immunization. *The Journal of the American Medical Association*. 2002 Sep 25;

参考文献

第1章 喉——体が〝生から抜け出る道〟

p.28 チューブを通して胃に運ばれても：Finucane TE, Bynum JP. Use of tube feeding to prevent aspiration pneumonia. *The Lancet*. 1996 Nov 23; 348 (9039) : 1421-1424.
James A, Kapur K, Hawthorne AB. Long-term outcome of percutaneous endoscopic gastrostomy feeding in patients with dysphagic stroke. *Age Ageing*, 1998 Nov; 27 (6):671.

p.34 ある調査によると：Periyakoil VS, Neri E, Fong A, Kraemer H. Do unto others: doctors' personal end-of-life resuscitation preferences and their attitudes toward advance directives. PLoS ONE 2014 May 28, 9(5): e98246.

第3章 便——内臓の重要な情報を伝える人体の廃棄物

p.82 ざっと毎年三十万人のインド人の子供たち：Lakshminarayanan S, Jayalakshmy R. Diarrheal disease among children in India: Current scenario and future perspectives. *Journal of Natural Science, Biology and Medicine*. 2015 Jan-Jun, 6(1): 24-28.
Million Death Study Collaborators. Causes of neonatal and child mortality in India: a nationally representative mortality survey. *The Lancet*. 2010 Nov 27; 376(9755): 1853-1860.

第4章 生殖器——未来志向の特殊な器官

p.99 月の満ち欠けの研究では：Pochabradsky J. Independence of human menstruation on lunar phases and days of the week. *Am J Obstet Gynecol.* 1974 Apr 15;118(8):1136.
Gunn DL, Jenkin PM, Gunn AL. Menstrual periodicity: Statistical observations on a large sample of normal cases. *BJOG: An International Journal of Obstetrics & Gynaecology.* 1937 Oct;44:839.
近い場所に住む女性たちの月経が同期する：Ziomkiewicz A. Menstrual synchrony: Fact or artifact? *Human Nature*, 2006 Dec;17(4):419-432.
Yang, Z, Schank JC. Women do not synchronize their menstrual cycles. *Human Nature*, 2006 Dec;17(4): 433–447.

［著者］
ジョナサン・ライスマン
Jonathan Reisman, M.D.

内科・小児科医師。北極圏や南極、ネパールの高地、アメリカ先住民居留地など世界各地で医療活動をおこなう。スペイン語とロシア語に通じ、健康と教育の向上を目指すインドのNPO代表を務める。自然と現代医療のつながりについて、ニューヨーク・タイムズ紙、ワシントン・ポスト紙、オンラインマガジン「スレート」などに多数寄稿。妻と子供たちとともにアメリカ、フィラデルフィア在住。本書は初の著作にあたる。

［訳者］
羽田詩津子
Shizuko Hata

翻訳家。お茶の水女子大学英文科卒。訳書に『アクロイド殺し』アガサ・クリスティー（早川書房）、『歴史の証人 ホテル・リッツ』ティラー・J・マッツェオ（東京創元社）、『フランス女性の働き方』ミレイユ・ジュリアーノ（日本経済新聞出版社）、『ナチスから図書館を守った人たち』デイヴィッド・フィッシュマン（原書房）など多数。

医学用語監修｜小林崇希
校正｜鈴木由香
本文組版｜佐藤裕久
編集｜川上純子、塩田知子

未知なる
人体への旅

自然界と体の不思議な関係

2022年11月30日　第1刷発行

著　者　ジョナサン・ライスマン
訳　者　羽田詩津子
発行者　土井成紀
発行所　NHK出版
〒150-0042 東京都渋谷区宇田川町10-3
電話　0570-009-321（問い合わせ）
0570-000-321（注文）
ホームページ https://www.nhk-book.co.jp

印　刷　亨有堂印刷所／大熊整美堂
製　本　ブックアート

ISBN978-4-14-081923-4 C0098